BASTEI
LÜBBE

Über die Autorin:

**Nina Bolt**, geb. 1946, ist Journalistin und Literatur- und Kulturhistorikerin. Außer der Geschichte der wichtigsten Hauptsache der Welt, HAARE, hat sie zwei weitere kulturhistorische Sachbücher publiziert, *Animal People* (1995) und *Blood, Sweat and Tears* (1998). Ihr erster Roman erschien 2000 unter dem Titel *The Maker of Mirrors*.

Nina Bolt

# Haare

Eine Kulturgeschichte
der wichtigsten Hauptsache
der Welt

BASTEI LÜBBE

BASTEI LÜBBE TASCHENBUCH
Band 60495

1. Auflage: Juni 2001

Deutsche Erstveröffentlichung

Bastei Lübbe Taschenbücher ist ein Imprint
der Verlagsgruppe Lübbe


Die dänische Originalausgabe erschien 1998 unter dem Titel
HÅR, SEX, SAMFUND, SYMBOL
bei Tiderne Skifter, Kopenhagen

Umschlaggestaltung: Tanja Diekmann
Titelillustration: ZEFA, Düsseldorf
Fotos im Innenteil: © by Tiderne Skifter
Satz: Textverarbeitung Garbe, Köln
Druck und Verarbeitung: Elsnerdruck, Berlin
Printed in Germany
ISBN 3-404-60495-4

# INHALTSVERZEICHNIS

# VORWORT

Haar ist nicht einfach nur Haar. Dies gilt vor allem deshalb, weil wir Menschen eine ganze Reihe unterschiedlicher Haare besitzen: Kopfhaare, Augenbrauen, Augenwimpern, Barthaare, Haare in Ohren und Nase, Achselhaare, Brusthaare, Schamhaare und Haare an Armen und Beinen. Fast alle diese verschiedenen Typen von Haaren verfügen über Farbpigmente – bis auf die kleinen farblosen Härchen, die sich über den ganzen Körper verteilen. Unser Haar scheint auf den ersten Blick keine nennenswerte praktische Bedeutung zu haben, wenn man es beispielsweise mit der Bedeutung des Fells bei Säugetieren oder der Federn der Vögel vergleicht. Trotzdem: Auch das Kopfhaar des Menschen schützt den Schädel vor Kälte und gegen die ultravioletten Strahlen der Sonne. Die Achselhaare und die Schamhaare verbreiten immerhin unseren geschlechtsspezifischen Geruch, wenn dies auch nicht immer als attraktiv empfunden werden mag. Die Augenbrauen und Wimpern tragen – wie die Haare in Ohren und Nase – dazu bei, Staubpartikel von den Organen fernzuhalten. So funktioniert das Haar in der Nase auch als Geruchsempfänger und Geruchsüberträger. Dieser vergleichsweise bescheidene Beitrag an praktischer Bedeutung wird jedoch wettgemacht durch die kolossale psychologische Bedeutung, die das Haar als zentraler Teil unserer Körpersprache seit jeher besessen hat und die wiederum eng mit unserer Sexualität verknüpft ist. »Das Haar ist das Fangnetz des Cupido, ein Netz, um den Menschen einzufangen, ein dichtbewachsener Wald, worin der Liebesgott sein Nest baut«,[1] schrieb Robert Burton im 17. Jahrhundert.

Laut Charles Berg, einem englischen Psychoanalytiker, repräsentiert das Haar Lebenskraft, aggressive Libido und Instinkte. Die Gesichts- und Körperbehaarung sind denn auch zu Beginn der Pubertät das deutlich sichtbare Zeichen für die hormonelle Veränderungen im Körper. Bei Männern wird diese Art von Behaarung als attraktiv empfunden, insbesondere das Brusthaar. Bei der Frau ist es eher das Kopfhaar, das für die erotische Ausstrahlung wichtig zu sein scheint. *Bedding behaviour*, Bettverhalten, nennt man daher das Phänomen, wenn Frauen mit ihren Haaren spielen, sich mit den Händen durch das offene Haar fahren oder es zurückwerfen, so wie wir es aus der Shampoowerbung kennen. Dies künde von deren Lust. Die Männer wiederum setzten den Bart als Zeichen ihrer Männlichkeit und als Ausdruck ihres aggressiven Instinkts ein.

Das Haar ist der gewöhnlichste und gleichzeitig wichtigste sexuelle Fetisch, dem die beiden Geschlechter auf recht unterschiedliche Weise huldigen – darüber ist schon viel von Seiten der Psychoanalytiker geschrieben worden. Typisch für den Fetisch Haar sei, daß das Kopfhaar vielfach als Symbol für die Geschlechtsbehaarung bzw. die Geschlechtsteile angesehen wird. Ohne die tief verwurzelte Verbindung zwischen Haar und Sexualität hätte es wohl die Haarindustrie auch nie zu derartig imponierenden Umsätzen gebracht, die sie aufweisen kann. So hat das Haar eine nicht zu unterschätzende Bedeutung auch für das Bruttosozialprodukt.

Das Haar kündet aber nicht nur von Lust und Sexualität. Es ist ein ebenso verläßliches Barometer über unser körperliches und seelisches Wohlbefinden, ein Meßinstrument, das obendrein wie zum Ablesen geschaffen ist. Hängt es fettig oder trocken herab oder strähnig wie welkes Gras, so deuten wir dies als Zeichen dafür, daß es uns weder physisch noch psychisch sonderlich gutgeht. Ist es dagegen glänzend und voll, wird nach außen sichtbar, daß wir uns rundum wohlfühlen. So gesehen können Haare doch noch im gleichen Atemzug mit dem Fell der Tiere oder den Federn der Vögel genannt werden, da bei Tieren Pelz und Federn ebenso präzise Indikatoren für den Gesundheitszustand darstellen. Das gleiche gilt im gewissen Sinne auch für Pflanzen, die entweder unter günstigen Bedingungen genügend Nährstoffe bekommen und gedeihen oder aus Mangel an Licht und Nährstoffen in der Erde dahinsiechen. Vor diesem Hintergrund wird bei der Werbung für Haarpflegemittel vor allem propagiert, daß die richtige Pflege volles, glänzendes und lebendiges Haar verleihe, was wiederum Gesundheit signalisieren soll.

Die Faszination von Haaren rührt unter anderem daher, daß es sich um ein lebendiges Material handelt; nicht nur, weil es wächst, sondern weil es sehr empfänglich für Umwelteinflüsse ist. Auf Wind und Wetter reagiert das

Haar augenblicklich, wenn es durch den Wind in alle möglichen und unmöglichen Richtungen gewirbelt wird, sich durch Frost elektrisch auflädt oder durch Regen eng am Kopf anliegt. Auf Dauer kann die Sonne das Haar ausbleichen, im Winter kann es wiederum dunkler werden und im Frühjahr schneller wachsen, wenn das Licht wieder zunimmt. Auch von Gefühlen läßt sich das Haar beeinflussen. Nicht nur Kälte kann das Haar aufladen, auch Begeisterung, Zorn oder Angst schaffen es, das Haar von der Wurzel her aufzurichten. Darüber hinaus nimmt das Haar aktiv an unserem Hormonhaushalt teil. So zum Beispiel, wenn die Haare nach einer Schwangerschaft verstärkt ausfallen oder während der Menopause der Haarwuchs am Körper und im Gesicht zunimmt. Das Haar verändert sich im Alter schließlich endgültig, indem es seinen ursprünglichen Glanz und manchmal seine ursprüngliche Farbe verliert und wegen der abnehmenden Menge an Farbpigmenten ergraut.

Unser Haar ist mit anderen Worten eine spezifische Art der Körpersprache, die den ständigen Veränderungen des Körpers unterliegt und deshalb ein wichtiges Element vieler unserer Übergangsrituale bei Geburt, Pubertät, Hochzeit oder Tod ist. Aber wir verwenden das Haar auch als Symbol unserer kulturellen und sozialen Zugehörigkeit wie auch als ideologisches und religiöses Signal: Man denke an die Rebellion und den Protest der Hippies in den 70ern oder die moslemischen Frauen, die ihr Haar unter einem Schleier verbergen.

Dieses Buch handelt von diesen unterschiedlichen Formen, wie wir das Haar im Laufe der Geschichte verstanden und gebraucht haben und die Ausdruck der Tatsache sind, daß wir dem Haar eine ungeheure und magische Kraft zuweisen. Dies liegt zum Teil in der Fähigkeit des Haares begründet, sich selbst zu erneuern. Die wesentliche Erklärung aber für unsere Vergötterung und die Faszination des Haares muß darin gesucht werden, daß es eine Reminiszenz unserer ursprünglich animalischen Natur ist, die wir schon immer mit der sinnlichen, der vitalen, fruchtbaren und daher göttlichen, aber auch gefährlich dämonischen Seite unseres Daseins verbunden haben. So gesehen ist unser Kopfhaar, unsere Gesichtsbehaarung und unsere Körperbehaarung ein Abbild unserer Ausstrahlung und unserer Kraft in mehr als nur einem Sinne.

# DIE BIOLOGIE DES HAARES

## Der nackte Affe

Im Laufe der Zeit sind eine Anzahl von Theorien darüber entstanden, warum der Mensch, der wie die Affen als Säugetier zu der Gruppe der Primaten gehört, das Fell verloren und als letzte Reminiszenz nur noch die Körperhärchen übrig behalten hat. Es ist unter anderem behauptet worden, daß die fleischfressenden Primaten im Gegensatz zu den pflanzenfressenden gezwungen waren, sich schnell zu bewegen, wenn sie ihrer Beute nachjagten. Dabei überhitzten sie schnell. Der Verlust des Haars ermöglichte es ihnen dann aber, besser abzukühlen.

Darwins Evolutionstheorie besagte unter anderem, daß viele Arten im Laufe der Zeit bestimmte Eigenschaften entwickelten, die für sich genommen störend oder schädlich waren, die jedoch beibehalten wurden, weil sie im Hinblick auf die Fortpflanzung das andere Geschlecht anzogen.

*Allometrie* ist eine vergleichsweise neue Theorie, die aufgrund einer Analyse der Haardichte bei Primaten behauptet, daß die großen Affen, von denen der Mensch abstammt, sparsamer behaart waren als die kleinen Savannenaffen und deshalb weniger gegen die Sonnenbestrahlung geschützt waren. Aus diesem Grund hätten sie ein alternatives Kühlsystem entwickelt – nämlich die Schweißabsonderung –, was letzten Endes so effektiv wurde, daß es unseren Vorfahren ermöglichte, sich der nahezu ganzen Körperbehaarung zu entledigen.

Die Theorie einer *aquatische* Phase, eine Wasser-Phase innerhalb der Entwicklungsgeschichte des Menschen, ist von allen dennoch die überzeugendste. Sie wurde zum ersten Mal 1942 von dem deutschen Professor Max Westenhöfer und 1960 zum zweiten Mal von dem englischen Meeresbiologen Alister Hardy veröffentlicht, in beiden Fällen aber weitgehend von der Wissenschaft ignoriert. Definiert wird diese Theorie eingehend in Elaine Morgans Büchern *Der Mythos vom schwachen Geschlecht. Wie die Frauen wurden was sie sind* (1972) und in *Der Preis der Entwicklung. Was der Körper über unsere Herkunft berichtet* (1993). In *Der nackte Affe* (1967) spricht sich auch Desmond Morris für diese Theorie aus, die er zwar ›geistreich‹ findet, aber seines Erachtens für noch zu wenig untermauert hält. Sie erscheint ihm wohl deswegen noch nicht gefestigt, weil sie allzu viele von den bisherigen Überzeugungen, an die man sich gewöhnt hat, über Bord wirft. Hierzu gehört vor allem die sehr populäre Vorstellung, daß wir unseren Pelz verloren haben, um die Wärme besser regulieren zu können. Das ist jedoch insofern unlogisch, als daß wir uns gleichzeitig eine Schicht Unterhautfett zugelegt haben, was die Abgabe von Wärme wiederum erschwert. Desmond Morris vertritt selbst die Theorie der *Neotenie,* demzufolge die menschliche Nacktheit ein Ergebnis unterschiedlicher Retardierung von Entwicklungvorgängen bei Mensch und Affe ist. Wenn man einen neugeborenen Schimpansen betrachte, so sehe man, daß er eine Menge Haare auf dem Kopf hat, der Rest des Körpers aber fast ganz nackt ist. Wenn dieser Zustand bis ins erwachsene Alter aufrechterhalten bliebe, so wäre die Behaarung unserer menschlichen sehr ähnlich. Der Mensch hätte somit also diesen charakteristischen Zug eines Schimpansensäuglings beibehalten. Aber die neotenische Theorie deutet nur vage an, wie es zu der Nacktheit gekommen sein könnte. Auch sagt sie nichts über die Bedeutung des Nacktseins als eine gänzlich neue Eigenschaft aus, die dem nackten Affen dazu verhalf, in seiner Umwelt zu überleben.

Die ›Wasseraffentheorie‹, wie sie genannt wird, ist tatsächlich die einzige Theorie, die neben der Nacktheit des Menschen auch die Fettmenge der Unterhaut, die Knappheit der Schweißdrüsen, unsere einzigartige Fähigkeit zu schwimmen und zu tauchen sowie das Faktum des aufrechten Gangs erklärt.

Vor acht Millionen Jahren gab es eine ausgedehnte Trockenheit in den Gebieten, in denen sich vermutlich der Mensch entwickelt hat – in Asien oder Afrika. Die Savanne breitete sich aus. Gegen Ende dieser Periode, vor rund vier Millionen Jahren, wurde es wieder feuchter, und die See begann zurückzukehren. Vor höchstens dreieinhalb Millionen Jahren entstand dann der Australopithecus, die älteste und primitivste Spezies des Menschen, der von nun an auf zwei Beinen gehen konnte. Selbstverständlich erhebt sich nun die Frage: Wo hat er sich in der Zwischenzeit aufgehalten? Wahrscheinlich doch außer-

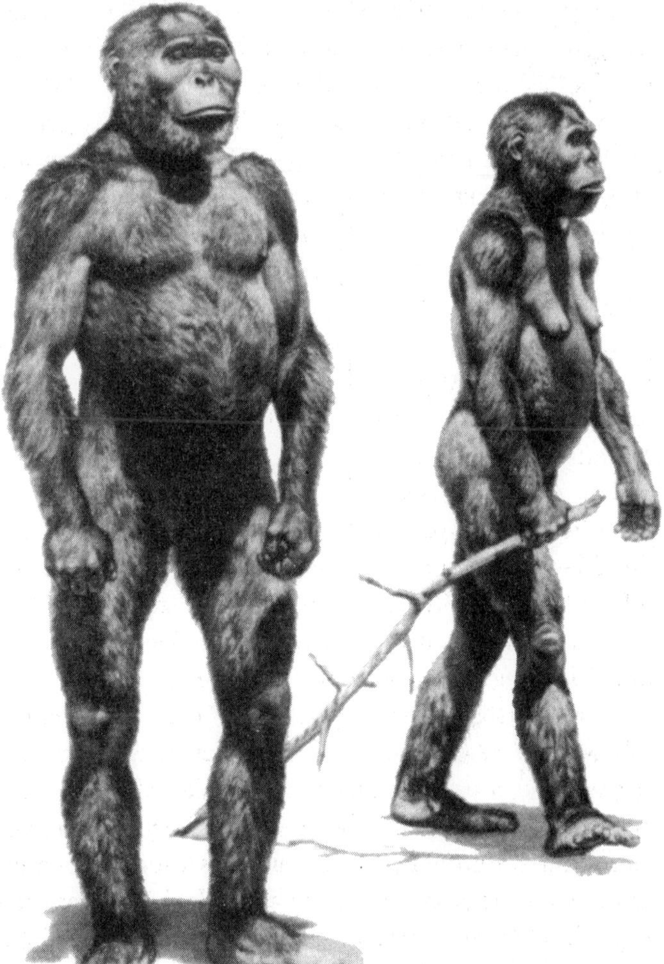

Abb. 1: Zwei Exemplare des Australopithecus, die älteste und primitivste Entwicklungsstufe des Menschen.

halb des Wassers und an der Küste des tropischen Meeres. Die glühenden Hitzewellen des Pliozäns hätten dann dazu geführt, daß es weder Platz noch ausreichend Futter für die Affen gab, die sich ursprünglich in den Wäldern ernährt hatten. Zu Anfang haben sie möglicherweise in den Buchten der Klippen und auf dem Grund des Wassers nach Eßbarem gesucht. Allmählich sind sie jedoch weiter hinausgeschwommen, um auch dort nach Futter zu tauchen. Dieses sich im Wasser weiterentwickelnde Leben erklärt dann auch, wie wir es erlernen konnten, aufrecht zu gehen. Indem das Wasser uns stützte, lernten wir zu waten und dabei mit den Armen zu balancieren. Nach und nach erstarkte unsere Rückenmuskulatur, und unser Gleichgewichtssinn wurde so weit trainiert, bis wir uns ganz aufgerichtet bewegen konnten. Diese Fähigkeit behielten wir auch noch viel später, wieder im Landesinneren, bei.

In der Zwischenzeit hatten wir das Fell abgelegt, das an Land noch eine glänzende Wärmeisolierung gewesen war, im Wasser jedoch seine ursprüngliche Funktion verloren hatte und beim Schwimmen sogar eher hinderlich war. Es erwies sich als vorteilhafter, eine Fettschicht unter der Haut entwickelt zu haben, ähnlich dem Speck der Wale, unter der ganzen Oberfläche des Körpers also. Genau dies hatten sich neben uns alle Wassertiere zugelegt. Wir aber sind die einzigen mit einer solchen Unterhautfettschicht bei den Primaten. Die Fettschicht schützt uns nicht nur gegen Kälte, sondern verleiht uns auch eine Stromlinienform, die wir auch mit anderen im Wasser lebenden Tieren teilen. Auch unser Haar ist stromlinienförmig angeordnet. Man kann dies deutlich an einem Embryo beobachten, der eine typische Säugetierbehaarung bekommt, so daß er zwischen dem sechsten und achten Monat seines Lebens in der Gebärmutter vollständig von feinen, flaumähnlichen Haaren bedeckt ist. Das rudimentäre Haar bei einem Embryo und bei einem erwachsenen Menschen ist völlig anders angeordnet als bei anderen Primaten. Bei uns geht der Haarstrich am Rücken schräg abwärts und innen diagonal auf die Wirbelsäule zu. Diese Form war von Vorteil, um den Widerstand beim Schwimmen möglichst gering zu halten.

An sich haben alle Mitglieder unserer Art eine recht große Anzahl von Körperhaaren, was einige Anatomen dazu veranlaßt zu sagen, daß wir uns eigentlich nicht als unbehaarte oder als nackte Gattung bezeichnen können. Die Haare sind jedoch so winzig, daß wir im Hinblick auf deren Funktion letztlich doch als weitgehend nackt gelten können. Der Kopf ist die einzige Stelle, an der unsere Haarpracht in nennenswertem Maße erhalten geblieben ist. Die Fürsprecher der ›Wasseraffentheorie‹ erklären dies damit, daß nur unser Kopf über der Wasseroberfläche blieb, der somit permanent dem Sonnenlicht ausgesetzt war. Um ihn vor übermäßiger Bestrahlung zu schützen, blieb er stark behaart. Ein anderes von Elaine Morgan angeführtes Argument ist, daß das lange Haar, das um den Kopf herum auf der Wasseroberfläche treibt, sich auch als sehr hilfreich für die Wasseraffenjungen erwies, wenn sie sich daran festhielten. Bilder von Affenjungen, die sich in das Fell einer flüchtenden Affenmutter krallen, sind allgemein bekannt. Die Affenjungen wären hilflos ohne diese Möglichkeit, sich festzuhalten. Auch bei Kindern kann man beobachten, daß sie sich gern an den Haaren der Eltern festklammern.

Inzwischen war es wegen der ultravioletten und krebserzeugenden Sonnenstrahlung risikoreich geworden, sich als haarloses Säugetier auf dem Festland zu bewegen. Als eine Art Verteidigung legte sich der Mensch über der gesamten oberen Schicht der Haut verteilt Zellen zu, die sogenannten Melanozyten, die einen Stoff namens Melanin produzieren, das nach dem griechischen Wort für »schwarz« benannt wurde. Die Zellen reagieren auf ultraviolette Strahlung mit erhöhter Produktion von Melanin, das in die umgebenden Hautzellen verteilt wird, wo es einen schützenden Schild bildet. Melanin läßt die Haut dunkler werden und schützt sie, indem es die schädliche ultraviolette Strahlung absorbiert. Bei dunkelhäutigen Menschen ist dieser Schutzschild permanent. Die ultraviolette Strahlen absorbierenden Zellen sind eine ausgeklügelte Form von Schadensbegrenzung, also eine Reaktion auf die ungesunden Auswirkungen, die der Verlust unseres Körperhaares mit sich gebracht hat.

Da unser Haarwuchs rudimentär wurde, sind einige Körperorgane – diejenigen, die im Zusammenhang mit den Haarwurzel stehen – inzwischen mehr oder weniger arbeitslos geworden. Eines davon sind die apokrinen Schweißdrüsen, deren ursprüngliche Funktion es ist, Geruch zu produzieren, und von denen auf dem Land lebende Tiere weitaus mehr besitzen als die im Wasser lebenden. Die wenigen Schweißdrüsen, die wir noch besitzen, treten an bestimmten Stellen verstärkt auf: an den

Achselhöhlen, im Schambereich, um den Nabel und an den Brustwarzen. Die übrigen Schweißdrüsen sind schließlich von der Hautoberfläche verschwunden, weil die Pheromone bzw. deren geruchstragende Sekrete im Wasser weggeschwemmt worden und so nutzlos geworden wären. Außer Salz beinhalten die Sekrete Stoffe, die dem Körper bei entsprechender bakterieller Umgebung den charakteristischen Geruch verleihen. Möglicherweise sind die Achselhaare und Schamhaare an der Verbreitung der apokrinen Schweißpartikel beteiligt, die erst dann ihre Funktion aufnehmen, wenn sich das Haar entwickelt. Ein weiteres Beispiel für die Organe, die ihre ursprüngliche Funktion verloren haben, sind die Talg- und Fettdrüsen, die in den Haarbälgen münden und die eine fettige Substanz, den Talg, absondern können. Der Talg sickert auf den Haarschaft und trägt dazu bei, daß das Fell des Säugetiers glatt und wasserabweisend ist. Beim Menschen wird der Talg mit Schweiß vermischt, der von den Schweißdrüsen abgesondert wird. Dies dient dem Schutz von Kopfhaut und Haaren. Wird zuviel Talg produziert, wird das Haar fettig, wird zuwenig produziert, wird es trocken und die Kopfhaut gereizt. Der Fettstoff trägt dazu bei, daß die Haut wasserabweisend ist. Man kann deutlich erkennen, daß diese wasserabweisende Funktion an den Handflächen und Fußsohlen fehlen, wo wir keine Haare oder Haarwurzeln haben. Deswegen werden sie runzlig, wenn sie längere Zeit im Wasser waren. Dies gilt nicht für den Handrücken, wo sich Haare mit Talg finden, die die obere Hautschicht vor Wasser schützen. Wenn die Talgdrüsen blockiert sind, können Bakterien auf der Hautoberfläche die Haarbälge entzünden. Vor dem Hintergrund, daß ein Großteil der Haare beim Menschen verschwunden sind, hätte man erwarten können, daß auch ein Großteil der Talgdrüsen sich nach innen verlagert. Diese sind im Gegenteil jedoch eher Amok gelaufen und oft die Ursache für fettige Haut, Akne und Schuppenkrankheiten.

Man kann erstaunlich viele Unterschiede zwischen uns und unseren zoologisch nächsten Verwandten damit erklären, daß wir, nachdem wir uns zunächst zu Landsäugetieren entwickelt hatten, zurück ins Meer gekehrt sind, in die Wiege des Lebens sozusagen, und zu Wassertieren wurden. Der Theorie zufolge fand, nachdem wir uns recht lange in Richtung der Wassertiere entwickelt hatten, eine entwicklungsgeschichtlich gesehen erstaunliche Wendung statt: Wir kehrten für immer ans Land zurück. Doch das Meer hatte uns verändert. Wir hatten unser Fell verloren, gingen nun auf zwei Beinen und hatten gelernt, Werkzeuge zu gebrauchen, um zum Beispiel Schalentiere damit zu öffnen. Wir befanden uns außerdem im ersten Stadium der verbalen Kommunikation. Anders als die anderen Säugetiere und anders auch als die anderen Primaten besitzen wir einen besonders schlecht entwickelten Geruchssinn.

Elaine Morgan hat darauf hingewiesen, daß auch die Delphine einen Teil ihres Geruchssinns eingebüßt haben, und sich statt dessen die Stimme als Kommunikationsmittel ausbildete, genauso also wie es der Mensch während der Phase tat, in der er als Wassertier gelebt hat. Wer weiß, vielleicht hat dies dazu geführt, daß die bei Affen typische gegenseitige freundschaftliche Körperpflege durch freundschaftliche verbale Äußerungen ersetzt wurde. Wir streichen uns normalerweise ja auch nicht gegenseitig über die Haare, gleichwohl wir noch Haare auf dem Kopf haben. Die Ursache dafür kann jedoch auch in der sexuellen Bedeutung, die das Haar hat, liegen. Das jedenfalls vermutet Desmond Morris. Die Art, wie das Kopfhaar geschnitten und zurechtgemacht wird, unterscheidet sich meist sehr stark in Abhängigkeit vom Geschlecht und ist dadurch zu einem sekundären Geschlechtsmerkmal geworden. Sexuelle Assoziationen haben dazu geführt, daß das Haar in sexuelle Verhaltensmuster integriert wurde. Das Darüberstreichen und das Anfassen der Haare können beispielsweise als erotische Handlungen verstanden werden und werden oft nicht als nur freundschaftlich gemeinte Gesten akzeptiert. Unterwirft man sich diesen Verhaltensmaßregeln nicht und wird man als Folge davon diskriminiert, so muß ein anderer Rahmen für das Zärtlichkeitsbedürfnis geschaffen werden, einer, der eher akzeptiert wird. Die Friseursalons sind möglicherweise die entsprechende Antwort auf die entstandene Lücke und der Rahmen, in dem diese Bedürfnisse befriedigt werden können.

## Die Biologie des Haares

So wie die Körperbehaarung bei vielen Säugetieren die wichtige Funktion hat, die Wärme zu bewahren, so schützen auch uns Haut und Haare gegen Wärmeverlust. Wenn wir Gänsehaut bekommen, regt sich der physische Rest unserer früheren, haarreicheren Existenz in uns. Jedes einzelne Haar ist mit einem kleinen, geschmeidigen Muskel versehen, der das Haar anheben kann, indem er sich zusammenzieht. Dem entspricht das Aufplustern des Gefieders bei frierenden Vögeln und das Sträuben des Felles, wenn ein Tier Gefahr wittert oder furchterregender aussehen will. Aber der gleiche Effekt kann beim Menschen auch durch eine hormonelle Reaktion des Körpers hervorgerufen werden. Eine Reihe von Geschichten über den Zweiten Weltkrieg erzählen von Soldaten, die monatelang von Erinnerungen an Erlebnisse bei Dünkirchen geplagt wurden und deren Haar dabei zu Berge stand. Ein britischer Militärarzt, Sir Arthur Hurst, hat 1944 ähnliche Phänomene in den Schützengräben während des Ersten Weltkriegs beschrieben, wo er Männer sah, die unter den Folgeerscheinungen extremer gefühlsmäßiger Belastungen litten und denen ebenfalls permanent die Haare zu Berge standen. In manchen Fällen war es sogar nicht nur das Kopfhaar, sondern auch die Körperbehaarung, die zu Berge stand.

Aber während die Körperbehaarung für den Menschen keine überlebenswichtige Funktion mehr hat, so ist sie für viele andere Säugetieren weiterhin von größter Wichtigkeit. Ohne ihren dicken Pelz könnten sie unmöglich einen kalten Winter überstehen. Bei wärmerem Wetter jedoch kann ein dickes Fell auch ein Handicap für die Tiere sein, so zum Beispiel in Gebieten, in denen es große Temperaturunterschiede gibt. Unter solchen klimatischen Bedingungen entwickelt sich die Fähigkeit zur Mauser, was dann die saisonabhängige Anpassung des Fellgewichts erlaubt. Einigen Arten bietet dies auch die Gelegenheit, die Farbe des Felles zu wechseln, insofern bei ihnen die Farbe oder das Muster des Felles zur Tarnung dient. Auch die Dauer des Tageslichts hat bei vielen Tieren Einfluß auf den Zyklus der Mauser wie auch auf den sexuellen Zyklus. Man nimmt an, daß die Zunahme von Tageslicht in der ersten Jahreshälfte und die Abnahme des Lichts in der zweiten durch die visuelle Wahrnehmung, d.h. durch Hypothalamus und Hypophyse, auf den Zyklus der Mauser einwirkt. Die Schilddrüsen, Nebennieren und, indirekt, die Keimdrüsen beeinflussen ihrerseits die Aktivität der Haarbälge. Aber die Mauser ist nicht unbedingt nur saisonbedingt, zum Teil ist sie auch abhängig vom Alter und dem Reproduktionszyklus des Tieres.

Sowohl der sexuelle als auch der Haarzyklus stellen einen inneren Rhythmus dar, der bei den jeweiligen Artgenossen via hormonelles System an die Umweltfaktoren angepaßt worden ist. Beim Menschen ist der sexuelle wie auch Haarzyklus weitgehend von Umwelteinflüssen befreit, auch wenn man davon ausgeht, daß der Verlust von Haaren in den nördlich gelegenen, kühleren Zonen im November als Folge des begrenzten Tageslichts größer ist. Hormone und insbesondere die Geschlechtshormone beeinflussen ständig die Aktivität der Haarbälge. Zum Beispiel verlieren Frauen während ihrer Schwangerschaft nicht so viele Haare wie sonst. Das bedeutet aber, daß der Verlust an Haaren nach der Geburt größer ist. Ein paar Monate, nachdem die Haare von der aktiven Wuchsphase in die Ruhephase getreten sind, fallen sie aus. Der tägliche Haarverlust liegt dann weit über dem Normalwert von 100 Haaren.

Man kann das Haar in zwei Typen einteilen: in die Lanugohaare und in die Terminalhaare. Diese Klassifizierung beruht vor allem auf der unterschiedlichen Größe der Haare. Terminalhaare sind lang, grob, üblicherweise pigmenthaltig und wachsen an bestimmten Stellen des Körpers. Als Terminalhaar bezeichnet man beispielsweise das Kopfhaar, die Augenbrauen, die Augenwimpern, die Barthaare, Haare in Gehörgang und Nase, die Achselhaare und das Schamhaar. Lanugohaare sind kurz, fein, oft ohne Pigmente, und kommen am nahezu ganzen Körper vor. An einzelnen Stellen fehlen sie aber doch vollständig, zum Beispiel an Hand- und Fußflächen sowie auf den Finger- und Zehenkuppen. Obwohl man Lanugohaare mit dem »Wollhaar« der Tiere vergleicht und das Terminalhaar mit deren »Deckhaar«, kann man das Haar des Menschen nicht unbedingt auf diese Weise einteilen. Viele Haare beim Menschen repräsentieren Übergangsformen zwischen Lanugo- und Terminalhaar.

Das Haar entsteht bereits im frühen Embryonalstadium. Schon im ersten Monat nach der Befruchtung bilden sich alle Haarbälge oder Follikel, woraus die Haare dann wachsen. Im dritten Monat wird das erste Haar, das oben erwähnte Lanugohaar, sichtbar. Im fünften Monat hat der Embryo Haare auf dem Kopf und auf der Stirn. Einige Monate vor der Geburt des Kindes beginnt dessen erster Haarausfall. Noch nicht völlig entwickelte Embryos besitzen bei einer Frühgeburt noch ihr ›Embryofell‹ aus Lanugohaaren, wenn sie das Licht der Welt erblicken. Eltern werden dadurch häufig in Schrecken versetzt, wenn sie das Neugeborene sehen, doch bis auf sehr wenige Ausnahmen fallen die Haare sehr schnell wieder aus. Die Anzahl und die Verteilung des Haars ist genetisch bedingt, und es werden keine neuen Haarwurzeln mehr gebildet, nachdem ein Kind geboren worden ist.

Es gibt circa 100 000 Follikel auf der menschlichen Kopfhaut – Blonde haben im Durchschnitt mehr Follikel, Rothaarige weniger. Die Anzahl von Haarwurzeln nimmt im Alter dann allmählich ab: Von 615 (pro Quadratzentimeter) bei 20- bis 30jährigen auf 435 bei 80- bis 90jährigen. Von dem Augenblick an, an dem ein Follikel entstanden ist, durchlebt das Haar Zyklen von Wachstum und Ruhe. Immer wieder aufs Neue löst sich die Haarwurzel vom Haarbalg, das alte Haar fällt aus und wird durch ein neues ersetzt. Das Kopfhaar wird wie auch das übrige Haar ständig ersetzt. Normalerweise befinden sich nur circa zehn Prozent zur gleichen Zeit in der Ruhephase – ansonsten wären wir zeitweise kahl. Die Dauer der Zyklen hängt vom Alter sowie von den Stellen des Körpers ab, an dem sich das Haar befindet. Es kann von vielen Faktoren, physiologischer wie pathologischer Art, beeinflußt werden. Die Dauer der Wachstumsphase variiert sehr stark zwischen den einzelnen Menschen und beträgt zwischen zwei und sechs Jahren. Eine besonders kurze Lebensdauer haben die Augenbrauen, nämlich circa fünf Monate. Auf dem Schädel und an den Schläfen wächst das Kopfhaar im Durchschnitt 0,35 mm täglich, bei Frauen etwas mehr als bei Männern. Der Bartwuchs beträgt im Durchschnitt 0,27 mm täglich. Ansonsten ist die Länge der einzelnen Haare erblich bestimmt. Auch beeinflussen, wie schon gesagt, das Alter und das Geschlecht das Wachstum. So fördert warmes Wetter das Haarwachstum. Dadurch, daß ein Haar aufhört zu wachsen, wird ein Haarwechsel eingeleitet: Alle Zellen des Haars verhornen, mit Ausnahme von einigen wenigen Zellen des alten Haars. Diese bilden eine Ansammlung von Keimzellen und lösen die Verbindung mit dem alten Haar. Nach unterschiedlich langer Zeit, normalerweise nach zwei bis drei Monaten, löst sich das Haar dann und wird abgestoßen.

Das Haar besteht aus Horn und gehört formal gesehen zur oberen Hautschicht, aber es wird in den Haarbälgen gebildet, die tief in untere Hautschichten hineinreichen. Der Hornstoff, auch Keratin genannt, ist ein Protein, das eine große chemische Widerstandskraft und mechanische Stärke hat. Das Keratin beinhaltet unter anderem Minerale, die die Aufgabe haben, die inneren Prozesse in den Zellen gemeinsam mit den Vitaminen zu steuern. Jedes Haar besteht außen aus Keratinschuppen, die – sind sie unbeschadet – das Haar glatt und glänzend machen; des weiteren aus einer Zwischenschicht, die aus Proteinverbindungen besteht, die dem Haar seine Elastizität und Stärke verleihen und im Innersten einen Haarkanal bildet. Das Keratin ist sozusagen das Skelett des Haares. Die obere Hautschicht besteht darüber hinaus aus den melaninproduzierenden Zellen, den Melanozyten, die für die braunen Farbpigmente der Haut, dem Melanin, verantwortlich sind. Das Melanin kann über die Haarbälge in die Haarzellen eindringen und bedingt die Haarfarbe.

Es gibt zwei Arten von Melaninpigmenten: Eumelanine, die hauptsächlich schwarz sind und schwarzes und braunes Haar bedingen, und Phäomelanine, die gelb und rot sind und kastanienbraunes und blondes Haar bedingen. Es ist sehr gewöhnlich, daß ein Mensch Haare unterschiedlicher Farbe besitzt. Es gibt beispielsweise Unterschiede zwischen der Farbe des Kopfhaars und des Bartes. Bei Hellhaarigen sind die Schamhaare und die Achselhaare, die Augenbrauen und Wimpern oft viel dunkler als das Kopfhaar. Schwarz- und Braunhaarige haben häufig rote oder kastanienbraune Backenbärte.

Auch durch die ethnische Zugehörigkeit kommen Unterschiede in der menschlichen Behaarung zur Geltung. Generell kann man drei Typen von Haar unterscheiden: den kaukasisch-europäischen Haartyp, den asiatischen und den afrikanisch-negroiden. Bei den zwei letztgenannten überwiegen die dunklen Farbpigmente. Bei Asiaten und Afrikanern sind die Pigmente dicht nebeneinander angeordnet, was die sehr dunkle Haarfarbe verursacht. Kaukasisch-europäisches Haar ist im Durchschnitt dünner, aber meist dichter. In der Struktur gibt es ebenfalls Unterschiede. So hat die kaukasisch-europäische Ethnie eine Mischung von gewelltem und lockigem oder glattem und feinem Haar und besitzt außerdem mehr Körperhaare. Das Haar der Asiaten ist meist glatt und dick, und es gibt nur wenig Gesichts- und Körperbehaarung. Die Afrikaner haben gekräuseltes und wollenes Haar und sind am Körper kräftiger behaart als die Asiaten.

Das Haar gehört zu den Körperteilen, die am frühesten Altererscheinungen aufweisen, indem sie Glanz und Farbe verlieren und weiß werden. Die weiße Farbe ist sowohl durch den Verlust von Haarpigmenten als auch durch eine Ansammlung von einer Art Luftbläschen im Haarschaft bedingt. Ausgehend von der Kopfhaut beginnt die Veränderung. Vereinzelt treten weiße Haare auf, und weiße und pigmenthaltige Haare wechseln sich ab, was dann optisch die graue Farbe erzeugt. Wann man graue Haare bekommt und ob man überhaupt ergraut, ist vor allem genetisch bedingt, kann aber auch durch Krankheit beschleunigt werden. Das plötzliche Ergrauen innerhalb einer Nacht ist ein Thema, das auch von der Literatur, Medizin und Anthropologie aufgegriffen wurde. Die bekanntesten historischen Beispiele sind der englische Philosoph Thomas Morus und die französische Königin Marie Antoinette. Das Haar der beiden ergraute in einer einzigen Nacht, der Nacht vor ihrer Hinrichtung. Marie Antoinette wurde am 16. Oktober 1793 vom französischen Revolutionstribunal guillotiniert, angeklagt des Landesverrats. Thomas Morus wurde 1535 hingerichtet aufgrund von Streitigkeiten mit Heinrich VIII. Und 1947 konnte das *British Medical Journal* von einem Fall plötzlichen Ergrauens berichten bei einem 65jährigen Mann, der während des Zweiten Weltkriegs bei Luftangriffen in einer Nacht zwei Mal hintereinander knapp dem Tode entronnen war. Am nächsten Morgen war er vollkommen ergraut.

Dr. Agnes Savill, eine britische Dermatologin und Haarspezialistin, bestätigt die Existenz des plötzlichen Ergrauens. Sie meint, daß eine plötzliche und tiefe seelische Bewegung eine Verengung der Blutgefäße an den Wurzeln der Haare hervorruft, so daß die Zellen ihrer Nährstoffzufuhr beraubt werden und damit aufhören, Pigmente zu bilden. Dies kann jedoch keinen Einfluß auf das schon vorhandene Haar haben. Ein britischer Zoologe, Dr. F. J. Ebling, hat daher eine andere Erklärung für das plötzliche Ergrauen geliefert. Er meint, auf der Kopfhaut kann es eine große Anzahl von weißen Haaren geben, auch wenn das Haar noch als dunkel erscheint. Ein schneller Ausfall von dunklem Haar kann dann aber dazu führen, daß es im Verhältnis zum weißen Haar weniger wird und innerhalb kürzester Zeit grau aussieht. Aber im allgemeinen ist das Ergrauen der Haare eine Folge von der allmählichen Schwächung der Funktion der Melanozyten.

Eine andere genauso populäre Vorstellung wie das plötzliche Ergrauen ist der Glaube, daß Haare und Nägel nach dem Tod noch weiterwachsen. Eine von vielen Geschichten über dieses Phänomen wird von einem Arzt aus Iowa berichtet, der in einer medizinischen Zeitschrift von 1877[2] schreibt, wie er bei der Öffnung eines Grabes von einem Mann zugegen war, der zwei Jahre zuvor begraben worden war. Der Sarg war aus den Fugen geraten, und eine Hand schaute an der Seite heraus. Als man den Sarg öffnete, stellte man fest, daß das Haupthaar 46 cm lang, das Haar auf der Brust 15 cm und seine Gesichtsbehaarung 20 cm lang war. Es hieß, der Mann sei vor der Beerdigung rasiert worden.

Ein neueres Beispiel des gleichen Phänomens kommt in *Über die Liebe und andere Dämonen* (1994) von Gabriel García Márquez vor. Im Vorwort zu seinem Roman berichtet Márquez, wie er 1949 als junger Journalist für eine kolumbianische Tageszeitung ausgesandt worden war, um einen Report über den Abriß eines Klosters aus dem 18. Jahrhundert zu schreiben. Bevor mit der Arbeit begonnen wurde, sollten die Körper der ehemals berühmten Bürger, die in der Kapelle des Klosters begraben lagen, exhumiert werden. Beim ersten Hieb mit dem Stecheisen erschien in einer der Nischen eine strahlende, stark kupferfarbende Haarpracht aus einer der Grabkammern. Der Vorarbeiter bemühte sich zusammen mit den anderen Arbeitern, das Haar herauszuziehen, und je mehr sie zogen, desto länger und üppiger erschien es ihnen, bis schließlich die letzten Locken zum Vorschein kamen. Sie waren an dem kleinen Schädel eines Mädchens festgewachsen. Weiter zurück in der Nische lagen vereinzelt einige kleine, dünne Knochen, und auf der verwitterten Gedenktafel war nur noch der Vorname lesbar: Sierva María de Todos los Ángeles. Ausgebreitet auf dem Boden maß das prachtvolle Haar 22 Meter und elf Zentimeter. Der Vorarbeiter habe ihm darauf unbeeindruckt erklärt, daß Haare halt auch nach dem Tod noch ein Zentimeter im Monat weiterwachsen, und er fand, daß 22 Meter recht gut mit 200 Jahren Wachstum übereinstimmten.

Nicht ohne weiteres kann man über die Wahrheit, die in diesen oder ähnlichen Geschichten stecken mag, urteilen. Weil das Haar grundsätzlich Teil unseres Körpers ist, sollte es eigentlich selbstverständlich sein, daß es nach dem Eintritt des Todes aufhört zu wachsen. Aber wir wissen heute, daß der Tod ein Prozeß ist und nicht mit einem Male eintritt. Es ist deshalb vorstellbar, daß kurze Zeit, nachdem das Herz aufgehört hat zu schlagen, das Haar noch weiterwächst. Wenn man dann noch bedenkt, daß die Haut sich beim Tod zusammenzieht, was ebenfalls das Haar länger aussehen lassen kann, so gewinnt die verbreitete Annahme, daß das Haar nach dem Tod weiterwächst, an Plausibilität. Ein anderer Umstand, der dazu beigetragen haben kann, ist die Beerdigung von Scheintoten, die es vor nur wenigen hundert Jahren recht oft gab. Zu der Zeit kam es noch häufig vor, daß beispielsweise einige Formen des Trancezustands mit dem Tod verwechselt wurden. Nach der Beerdigung konnte das Haar an dem noch weiterhin lebendigen Körper des Toten weiterwachsen. Wenn man das Grab dann später öffnete, war der Haarwuchs offensichtlich kräftiger, als man dies erwartet hatte.

## Haar und Geschlecht

Die Behaarung ist unser auffälligstes sekundäres Geschlechtsmerkmal. Sie weist ein Reihe Unterschiede bei Mann und Frau auf. Die Körperbehaarung ist beim Mann beispielsweise viel kräftiger als bei der Frau. Die erste Veränderung im Haarmuster tritt in der Pubertät auf, wenn die Terminalhaare allmählich die Lanugohaare ablösen. Dies geschieht zuerst in der Schamgegend und in der Achselhöhle, dann, nach einer Reihe von Jahren, an den Beinen, Schenkeln, Unterarmen, auf dem Gesäß, der Brust, dem Rücken und an den Schulter. Der Übergang vom Lanugohaar zum Terminalhaar in der Gesichtsgegend geschieht ebenfalls in einer festgelegten Reihenfolge: zunächst außen an den Seiten der Oberlippe, am Kinn, an den Wangen und schließlich an den übrigen Stellen des entstehenden Bartes. Das Wachstum des Terminalhaare im Gesicht, an Körper und Gliedern wird von den männlichen Geschlechtshormonen gesteuert.

Eine weitere Reaktion auf die Androgene, die männlichen Geschlechtshormone, ist das extrem gesteigerte Wachstum von Terminalhaar, das bei Männern und Frauen auftreten kann. Die medizinische Bezeichnung dieses Phänomens heißt Hirsutismus. Der Begriff ist abgeleitet von dem lateinischen Wort für behaart, *hirsutus.* Wie stark der Hirsutismus beim einzelnen auftritt, ist abhängig von der Ethnienzugehörigkeit und anderen Faktoren. Viele Männer suchen ärztlichen Rat, wenn sie eine übermäßige Haarmenge auf ihrem Körper feststellen, auch wenn sie in den meisten Fällen im Normalbereich liegt. Es ist hingegen schwieriger, Hirsutismus bei Frauen klinisch zu definieren, und es scheint auch aus anthropologischer Sicht interessant zu sein, das Phänomen zu beobachten. Beispielsweise ist es nicht ungewöhnlich, daß Frauen Terminalhaar entlang der *linea alba* besitzen, der Linie zwischen Brustbein und Nabel, sowie auf der Oberlippe und an den Brüsten besitzen. Dies tritt besonders häufig bei Frauen aus mediterranen Gegenden auf, wo die Behaarung der Frauen sehr an die traditionell männliche Verteilung der Haare erinnern kann.

Bei japanischen Frauen kommt es jedoch sehr selten vor. Für Mädchen und Frauen im Mittelmeerraum wird eine stärkere Behaarung somit als völlig normal angesehen. Sobald sie aber in Gegenden einwandern, in denen es als unnormal gilt, suchen sie ärztliche Hilfe.

Eine Untersuchung von weiblichen Studenten an der Universität von Wales im Jahre 1964 zeigte, daß fast 26 Prozent Haarwuchs im Gesicht hatten, auch wenn es nur bei 4 Prozent als störend empfunden wurde.[3] Terminalhaar auf der Brust kam bei 17 Prozent vor, auf der *linea alba* bei 35 Prozent. Der hohe Prozentsatz an Hirsutismus bei walisischen Frauen hängt mit der typisch dichten Behaarung der Kelten zusammen. Terminalhaar an Armen und Beinen tritt bei keltischen Frauen so auch sehr viel häufiger auf als bei amerikanischen oder indischen Frauen, entspricht aber ungefähr der Behaarung der Frauen aus dem Mittelmeerraum.

Stark ausgeprägter Hirsutismus bei Frauen kann jedoch auch eines der Anzeichen dafür sein, daß in der Nebenniere zu viele der männlichen Geschlechtshormone produziert werden, was wiederum mit einer funktionellen Störung der Eierstöcke im Zusammenhang stehen kann. Wenn dies während der Pubertät oder in der Menopause auftritt, kann man aber nur selten von einem pathologischen Befund sprechen, weil der Hirsutismus dann von hormonellen Veränderungen ausgelöst wird, die in diesen Übergangsphasen natürlich sind.

Der Zusammenhang zwischen Hormonen und dem Grad der Behaarung bei Frauen ist in der grundsätzlichen Bisexualität bei jedem einzelnen Embryo angelegt. Es gibt einen Zeitpunkt zwischen Befruchtung und Geburt, an dem beide Geschlechtshormone in ausgeglichener Anzahl vorhanden sind, und obwohl die geschlechtsspezifischen Chromosomen das Geschlecht schon vor der Geburt festlegen, verliert der Körper niemals völlig sein bisexuelles Potential. Jede Frau besitzt die Voraussetzung für die gleiche Verteilung von Haar wie ein Mann, d.h. Haarfollikel für einen Bart und Körperbehaarung. Außerdem produzieren die Drüsen der Frau nicht nur Östrogene, die weiblichen Hormone, sondern auch Androgene, also männliche Geschlechtshormone. Dominiert das Östrogen, folgt der Haarwuchs und die Verteilung der Haare dem normalen weiblichen Muster. Manchmal kommt es aber zu einer größeren Ausschüttung von Androgenen. Falls die Haarfollikel der Frau empfindlich auf kleinere Mengen von Androgenen reagieren, kommt es in der Folge zu einer Überproduktion von Haaren. Sowohl das Gleichgewicht in den Drüsen als auch die Empfindlichkeit gegenüber Androgenen sind erblich bedingt. Will man sich der Haare an diesen Stellen entledigen, gibt es keine andere Möglichkeit, als sie abzurasieren oder sie zu bleichen oder eine Elektrolyse zu benutzen, um die Haarfollikel zu vernichten. Oder man entfernt das Haar mit Wachs. Östrogeninjektionen hingegen helfen nicht. Sind die Follikel einmal aktiviert, können die Östrogene sie nicht mehr zurückhalten. Hinzu kommt, daß bei Östrogeninjektionen Nebenwirkungen auftreten können, unter anderem die Störung des normalen Eierstockzyklus.

Eine andere Form der außergewöhnlichen Behaarung ist der Haarwuchs, der an bestimmten Stellen oder für das betreffende Alter zu kräftig ist. Dies kann an der Stirn, an der Nase und an den Ohren vorkommen, beispielsweise wie bei dem Russen Adrian Jefficzew, den man den Löwenmann genannt hat und der 1873 von der Wissenschaftlichen Gesellschaft in Berlin untersucht wurde. Hirsutismus kann bei solchen Patienten als vorübergehendes Symptom auftreten, die an Anorexie, also einem Mangel an Kohlehydraten leiden, der zu einem hormonellen Ungleichgewicht führt. Dies kann im Einzelfall zu einer Behaarung auf der Oberlippe und den Wangen führen.

Außerdem entwickeln Menschen, die dauerhaft unter Anorexie leiden, verstärkt das charakteristische Lanugohaar, das auf dem Rücken, an den Armen, Beinen und Wange vorkommt. Diese Haare dienen dann als eine Art

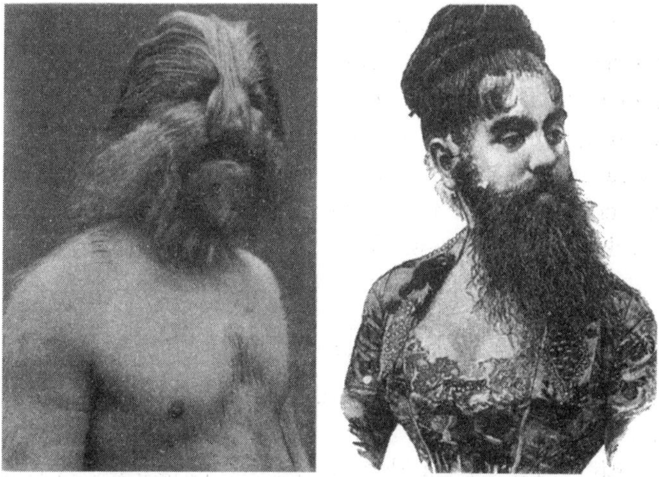

Abb. 2: links: »Der Löwenmann« Adrian Jefficzew,
ein berühmtes Beispiel vom Ende des vorigen Jahrhunderts für das Phänomen des *Hirsutismus*, der übermäßigen Behaarung.
rechts: Annie Jones-Elliot, 1865 geboren.
Sie hatte schon im Alter von zwei Jahren kräftigen Bartwuchs.

Temperaturregulator und ersetzen das Unterhautfett, das nach dem starken Gewichtsverlust oft kaum mehr vorhanden ist.

Ein Beispiel für eine Frau mit ungewöhnlich kräftigem Haarwuchs ist Annie Jones-Elliot aus Virginia, die 1865, als sie geboren wurde, einen deutlich sichtbaren Schnurrbart hatte. Zwei Jahre später war ihr Bartwuchs schon voll entwickelt. Die Ursachen für diese Form von Behaarung können vielfältig sein. Das Phänomen war aber offenbar schon vor 400 Jahren bekannt, als ungewöhnlich behaarte Menschen zu Sammelobjekten von Königen wurden und als Hofunterhaltung herhalten mußten. Später stellte man sie auf Jahrmärkten als sogenannte »Hundemenschen« oder »Affenmenschen« aus.

Auch Glatzköpfigkeit, das genaue Gegenteil von der allzu kräftigen Behaarung, wird in den allermeisten Fällen durch ein männliches Geschlechtshormon, das Testeron, verursacht. Als weitere Ursachen gelten auch hormonelle Störungen, Schuppen und Exzeme sowie die Einnahme bestimmter Medikamente sowie Nervosität und Streß. Eine vorübergehende Glatzköpfigkeit tritt in der Regel auch in Folge einer Chemotherapie auf, da die angewendeten Stoffe eine toxische Wirkung auf die Kopfhaut haben. Die gängigste Ursache für Glatzköpfigkeit ist aber ein entsprechendes Gen, das in einer Familie über Generationen hinweg vererbt werden kann. Bei Männern genügt bereits die Weitergabe des entsprechenden Gens durch ein Elternteil, um die Tendenz zur Glatzköpfigkeit zu vererben. Sobald dies der Fall ist, wird die Produktion der Geschlechtshormone übermäßig gefördert. Medikamente, die dazu beitragen können, die Testosteronmenge zu verkleinern, bergen die Gefahr, den Sexualtrieb zu zerstören. Anders als die Männer müssen Frauen von beiden Elternteilen die entsprechenden Gene geerbt haben, um zur Glatzköpfigkeit zu neigen. So tritt die Glatzköpfigkeit auch meist erst nach der Menopause auf, wenn die Produktion der weiblichen Geschlechtshormone reduziert ist. Dem kann inzwischen im Rahmen einer Hormontherapie durch Zufuhr von Östrogenen abgeholfen werden. Bei den Männern kann diese Form der Behandlung zu Nebenwirkungen wie der Entwicklung von Brüsten führen.

Von Höhlenmalereien in Mexiko wissen wir, daß es glatzköpfige Männer schon in vorhistorischer Zeit gab. Wie weit verbreitet das Problem war, wissen wir nicht, genauso wenig, ob es das Leben der betroffenen Männer auf irgendeine Weise beeinflußt hat. Es läßt sich aber andererseits erahnen, daß die Glatzköpfigkeit auch schon unsere Vorfahren belastet hat, weil man offenbar schon damals nach medizinischen oder magischen Mitteln gesucht hat, um dagegen vorzugehen.

Eines der frühesten bekannten Heilmittel wurde von der Mutter des ägyptischen König Chatas um 4000 v. Chr. aufgeschrieben. Sie ordnete an, die Kopfhaut kräftig mit einem Präparat, das aus pulverisierten und in Öl gekochten Datteln, Hundepfoten und Eselshufen besteht, zu massieren. Der griechische Arzt Hippokrates, der als der Begründer der Medizin gilt, verschrieb um 400 v. Chr. Opium, vermischt mit einer Rosen- und Lilienessenz. Das Ganze wurde unter Zusatz von Wein, Öl von unreifen Oliven oder dem Saft von Akazien zu einer Salbe vermischt. Im alten Rom glaubte man, daß Beeren von der Myrrhe der Glatzköpfigkeit vorbeugen könnten. Und wenn das nicht half, würde Bärenfett das Haar wiederaufbauen. Der Arzt Dioskorides empfahl im ersten Jahrhundert n. Chr., daß man zur Vorbeugung eine Mixtur in die Kopfhaut reiben sollte, die man durch das Kochen lebendiger Schlangen hergestellt hatte. Schlangenöl war auch in vielen anderen Kulturen als Mittel gegen Glatzköpfigkeit angesehen, insbesondere betraf dies Schlangen, die bei Vollmond gefangen worden waren.

Aber ebenso eifrig machte man sich in alten Zeiten daran, die Ursachen der Glatzköpfigkeit zu erforschen. Der griechische Philosoph Aristoteles nahm die Erkenntnisse der modernen Wissenschaft vorweg, denn er vermutete einen Zusammenhang zwischen Glatzköpfigkeit und Hormonen, auch wenn er die falschen Schlußfolgerungen daraus zog. Er glaubte, daß Beischlaf die Glatzköpfigkeit verursachen könnte, aber selbst wenn man ihm geglaubt hätte, hätte sich die Enthaltsamkeit als Therapie wohl kaum allzu großer Beliebtheit erfreut. Bis ins Mittelalter und darüber hinaus machten Mönche und Alchimisten sich daran, Heilmethoden zu erforschen, und ihre Rezepte wurden reichlich mit Geheimniskrämerei umrankt. Ein ungarische Priester aus dem 11. Jahrhundert wendete ein Arsenextrakt in Kombination mit einem bestimmten Gebet an. Dies war sicher eine kluge Maßnahme angesichts der giftigen Wirkung des Arsens. Der berühmte Schweizer Arzt und Alchimist Paracelsus mischte im 16. Jahrhundert eine Flüssigkeit speziell für Diane de Poitiers, der Geliebten Heinrichs II., als deren Haar anfing, sich zu lichten. Den Gerüchten zufolge enthielt dieses Mittel etwas Blut von einer Wöchnerin, etwas von einem getöteten Neugeborenen und schließllich Schlangengift. Elisabeth I. von England, die wegen falscher Pflege schon sehr früh dünnes Haar bekam, verwendete eine Pomade, die aus Äpfel und Welpenfett hergestellt war. Als sie um die 30 war, mußte sie den Kampf gegen die Glatzköpfigkeit aufgeben: Zu diesem Zeitpunkt waren ihr bereits fast alle Haare ausgefallen.

Glatzköpfigkeit wurde somit immer schon als Handicap angesehen. Dies hängt zweifellos damit zusammen, daß sie den Alterungsprozeß anzeigt und somit an den Tod erinnert. Julius Caesar legte sein Haar stets so, daß die kahlen Stellen verdeckt waren. Napoleon war ebenfalls bekümmert über seinen frühen Haarausfall, da diese Haartracht ihn nach damaligen Begriffen keine gute Figur machen ließ. In einer Anekdote wird erzählt, daß er und der russischen Zar Alexander bei einem wichtigen Treffen – um nicht weniger als die Zukunft Europas – damit auseinandergingen, sich über verschiedene Kuren gegen Haarausfall zu unterhalten. Auch aus anderen Gründen ist Napoleon in diesem Zusammenhang interessant. Sein Tod auf der Insel St. Helena wurde offiziell mit Krebs begründet. Viele Gerüchte waren aber im Umlauf, bis die Todesursache schließlich bei einer Untersuchung des Haars geklärt wurde. Man stellte einen Arsengehalt fest, der 13mal höher als der Durchschnitt war. Aber nicht bloß eine Arsenvergiftung, auch Nahrungsgewohnheiten und Umweltverschmutzung können inzwischen durch eine solche Haaranalyse festgestellt werden.

Was früher die berühmten Herrscher für das Volk waren, sind die Medienstars für uns heute. Ein Schauspieler wie Yul Brunner trug in den 60ern dazu bei, daß Glatzköpfigkeit zu einem Symbol für Maskulinität wurde, indem er freiwillig dieses ursprüngliche Alters- und Todessymbol als Zeichen von Männlichkeit trug. Hiermit veränderte er die Vorstellung dessen, was als männlich zu gelten habe, in weit größerem Umfang, als es die Bewegung »Bald is beautiful« je schaffte. Männlichkeit war immer mit einem kräftigen Haarwuchs verbunden gewesen, obwohl man andererseits schon früh annahm, daß Glatzköpfigkeit ein deutlicher Hinweis auf einen Überschuß an männlichen Hormonen sein könnte. Die Vorstellung wiederum, daß glatzköpfige Männer eine höhere Potenz haben als andere, ist medizinisch keinesfalls nachgewiesen. Aber unabhängig davon trauern alle den ausgefallenen Jugendhaaren nach. Eine Untersuchung aus dem Jahr 1983 in der *Montreal Gazette*[4] zeigt denn auch, daß 73 Prozent der Frauen Glatzköpfigkeit als unattraktiv empfinden. Männer reagieren unterschiedlich darauf. Einige kompensieren die Glatzköpfigkeit damit, daß sie sich einen Bart wachsen lassen. Andere lassen sich medizinisch behandeln, auch auf die Gefahr hin, daß dies Nebenwirkungen hat. 1988 kam eine Arznei mit dem Namen Regaine auf den Markt. Der wichtigste Inhaltsstoff ist Minoxidil, ein Stoff, der normalerweise im Urin der Ratten zu finden ist. Ein Herzmediziner in den USA, der dieses Mittel gegen Bluthochdruck verschrieb, stellte fest, daß es den Haarwuchs bei dünnhaarigen oder glatzköpfigen Patienten anregte. Das Mittel muß jedoch den Rest des Lebens eingenommen werden. Andere beschaffen sich ein Toupé oder lassen eine Haartransplantation vornehmen. Hierbei müssen entweder kleine Stellen behaarter Haut vom Nacken auf den Schädel verpflanzt werden, oder man schneidet einen Teil der kahlen Schädelhaut weg, wonach die Haut ähnlich dem Facelifting von den Schläfen über den Schädel gezogen und in der Mitte zusammengenäht wird.

# FRISEURHANDWERK

Das 18. und das 20. Jahrhundert werden gewöhnlich als die Jahrhunderte des Friseurhandwerks bezeichnet. Aber auch schon weit früher und in ganz unterschiedlichen Epochen ist das Friseurhandwerk als Beruf ausgeübt worden. Eine Reihe von Skulpturen, Reliefs und Gemälden aus der Antike zeigen Haartrachten, die auf ein schon damals vorhandenes gewerbliches Niveau dieses Handwerks hinweisen.

Die älteste Darstellung eines Friseurs bei der Arbeit ist eine kleine Statuette aus Ägypten, die auf 2000–1800 v. Chr. datiert wird. Aus der gleichen Periode wurden Rasiermesser aus Bronze, Bronzepapilotten, Pinzetten, Kämme und Haarnadeln gefunden. Perücken, die zu der Zeit ebenfalls viel benutzt wurden, waren mit Locken und geflochtenen Zöpfen auf vornehme Weise ausgestaltet. Bienenwachs wurde als eine Art Haargel verwendet. Auch die alten Griechen waren sehr bewandert im Friseurhandwerk. Man machte in großem Umfang Gebrauch von künstlichem Haar, Haarfärbemitteln, gefärbtem Haarpuder und unterschiedlichen Pomaden und Salben, die man sich in die Haare strich. Als Alexander der Große seinen Soldaten 323 v. Chr. das Tragen eines Bartes verbot, kam es nach und nach auch unter der

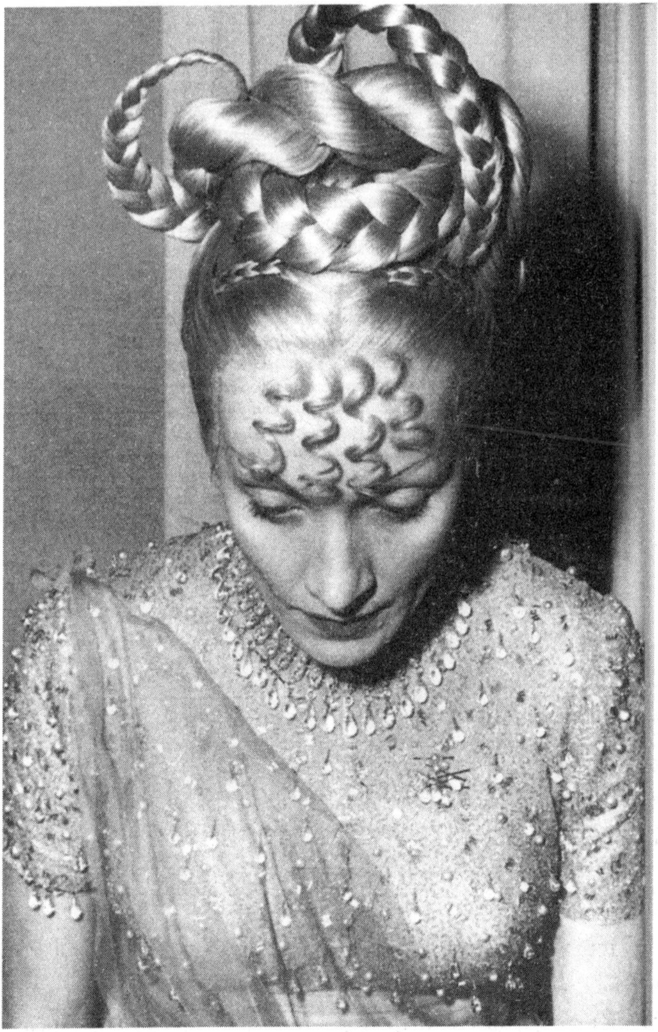

Abb. 3: Marlene Dietrich mit einer Perücke, gestaltet von Sidney Guilaroff, 1944.

Zivilbevölkerung in Mode, sich zu rasieren. Überall in den Städten öffneten nun Barbiersalons. Während das Haar der Frauen weiterhin von deren Sklavinnen gepflegt wurde, konnten sich die Männer nun auch in den Barbiersalons rasieren und das Haar schneiden und legen lassen. Dort konnte man sich auch die Köperbehaarung entfernen lassen, die man als störend empfand. Die meist sehr luxuriösen und auch mit besonderen Stühlen ausgestatteten Salons wurden allmählich für diejenigen als Versammlungsort populär, die hier Klatsch austauschen wollten, seien es Intellektuelle oder gewöhnliche Leute aus dem Volk. Hier konnte man über Politik diskutieren, Neuigkeiten verbreiten oder Freunde und Reisende aus dem Ausland treffen. Auch im alten Rom besuchten viele Männer die öffentlichen Barbiersalons. Die Männer aus der Oberklasse wurden jedoch meist von ihren Sklaven rasiert und bekamen von ihnen die Haare geschnitten. Viele der Saloninhaber waren ausgesprochen wohlhabend und besaßen oft mehrere Villen. Die Friseure verstanden sich sowohl auf das Färben als auch aufs Bleichen der Haare. Beim Rasieren benutzten sie spezielle ölhaltige Lotionen. Zu Hause wurde das Haar der wohlhabenden Frauen kunstvoll von Sklavinnen gestaltet, die das Friseurhandwerk gelernt hatten, den sogenannten *ciniflones,* die unter anderem einen Lockenstab mit Namen *calamistrum* benutzten. Mit Hilfe dieses Eisenstabs erzielten sie vorzügliche Resultate. Schaut man sich die vielen Skulpturen der Zeit an, die die Frisuren der Frauen detailliert wiedergeben, oder auch die Porträts auf den Münzen aus dieser Zeit, so wird erkennbar, daß man damals imstande war, komplizierte und ausgefallene Frisuren zu gestalten. Es gab derartig viele verschiedene Frisuren, daß der Dichter Ovid meinte, es gäbe nicht so viele Eichen im Wald und nicht so viele Bienen im Honigland wie Frauen Frisuren haben. Man benutzte Haarnadeln, Bänder, Netze, Öle und Parfums für das Haar, auch künstliches Haar und Perücken, letztere am liebsten aus blondem Haar gefertigt. Blond war die bevorzugte Haarfarbe der Römer. Sie ließen deshalb oft den germanischen Kriegsgefangenen das Haar abschneiden und verkauften es an römische Perückenmacher.

Nach dem Verfall des römischen Imperiums und dessen innerer Auflösung im fünften Jahrhundert sind für die nächsten Jahrhunderte nur noch wenige Zeugnisse für das Friseurhandwerk überliefert. Im 15. Jahrhundert kam es jedoch wieder zu einer Blüte. Dies ist auf den Gemälden berühmter Künstler wie Tizian, Leonardo da Vinci, Botticelli, Pisanello und Piero di Cosimo festgehalten. Vor allem die Frisuren der herrschenden italienischen Familien, Sforza, Medici und Gonzaga, wurden abgebildet. Cosimos Gemälde von Simonetta Vespucci zeigt eine Frau mit hochgestecktem, geflochtenem und mit Perlen geschmücktem, rotgoldenem Haar, also die gleiche Farbnuance wie die Venus auf Botticellis berühmtem Gemälde ›Geburt der Venus‹. Wie bei den alten Römern stand in Italien diese Haarfarbe wie auch blondes Haar hoch im Kurs. Man verfügte über eine breite Skala von Haarfärbemitteln in Honiggold, Goldbraun und Rötlichgold. Das Haar der Männer war hauptsächlich kurz und rund geschnitten, so wie bei Lorenzo il Magnifico de' Medici, von Giorgio Vasari abgebildet. Eine der beliebtesten Frisuren aber war die florentinische *zazzera*, die bis zu den Schultern reichte und stark gekräuselt war, ähnlich dem Afrolook der 60er Jahre. Diese Mode breitet sich im 15. Jahrhundert nach Paris und weiter nach London aus, wo sie florentinischer Schnitt genannt wurde. Man begann zu dieser Zeit, mehr und mehr zu reisen, und die Europäer nahmen sich gegenseitig ins Visier. So waren es nicht mehr nur die Moden aus der eigenen Hauptstadt, die interessierten. Auch Neues aus anderen Ländern konnte sich ausbreiten.

So läßt der englische Schriftsteller Robert Greene in seinem Buch *Quip for an Upstart Courtier* von 1592 einen Friseur einen Adligen, der seinen Salon besucht, fragen:

> »Wünschen Euer Hochwohlgeboren das Haar nach italienischer Art, kurz und rund sowie gewellt mit dem Lockenstab geschnitten, so daß man dem Halbmond im Nebel gleicht? Oder nach der spanischen Mode, bei der die Haare über den Ohren lang und herabhängende Strähnen gelockt sind, wie bei einer altmodischen Perücke? Oder wünscht Ihr eine spanische Frisur mit einer schlichten Locke über den Schultern, an der Ihr eine Schleife von der Geliebten tragen könnt. Der englische Schnitt ist minderwertig, und Gentlemen pflegen ihn zu verachten. Das Neueste vom Neuen ist elegant. Äußert nur ein Wort, und meine Scheren sind sogleich bereit, Euren Wunsch auszuführen.«[5]

Die erwähnte ›schlichte Locke‹, die in der Regel über der linken Schulter lag, kam ursprünglich aus Frankreich, wo sie *cadenette* hieß. Die Engländer nannten sie *lovelock*. Die Mode griff in so starkem Maße um sich, daß sie Eingang in viele englische Werke aus dem 16. und 17. Jahrhundert findet, wo sie voller Verachtung oder voller Spott beschrieben wird. Ein Titel von William Prynne lautet beispielsweise: *The Unlovelinesse, of Love-Lockes, or A summarie Discourse, proouing: The wearing, and nourishing of a Locke, or Love-Locke, to be altogether unseemely, eller en unlawfull unto Christians* (Das Abstoßende an den Lovelocks, oder eine zusammenfassende Betrachtung über den Beweis, daß das Tragen von Locken bzw. Lovelocks sowohl unpassend als auch für Christen sträflich ist). Das Werk ist von 1628, und darin beklagt sich der Verfasser über das zeitgenössische, unmoralisch große Interesse am Haar:

> »Ach, ist es nicht bei vielen Engländern, die als fromme und gute Christen gelten, so, daß ihre Friseure ihre eigentlichen Priester sind? Und die Friseursalons sind ihre Kirchen … so reden sie häufiger mit dem Friseur über ihren Haarausfall als mit dem Priester über ihr Seelenheil.«[6]

Es war ein Glück, daß Prynne nicht das 18. Jahrhundert erlebte. 1795 gab es 5 000 Friseure in Großbritannien, und 1769 allein in Paris 1 200 Friseure. Hier erschien im Jahre 1772 ein monumentales Werk mit 3 744 Illustrationen unterschiedlicher Frisuren: *L'Éloque des coiffures adressée aux dames.*

Seit der Antike waren die Barbier- und Friseursalons durchweg männliche Domänen. Für Frauen gab es keine entsprechenden Lokale. Erst 1630 wurde in Paris der erste Frisiersalon für Frauen geöffnet, betrieben von einem Damenfriseur namens Champagne. Dieser männliche Friseur war schon etwas Unerhörtes und sei es nur, weil den Frauen das Haar bisher immer nur von anderen Frauen frisiert worden war. Es zeigte sich bald, daß er sehr talentiert war, neue Frisuren zu erfinden. Zu seinen zahlreichen Kundinnen gehörte auch Königin Christina von Schweden. Andere Damenfriseure folgten seinem Vorbild. Der berühmteste von ihnen war Legros von Rumigny. Er sorgte dafür, daß im 18. Jahrhundert der Friseurberuf als Handwerk anerkannt wurde. Er gründete die Académie de Coiffure, eine Schule, wo Schüler viel Geld dafür bezahlen mußten, um von ihm die originale Frisurgestaltung gelehrt zu bekommen. Ein anderer sehr berühmter Damenfriseur war Léonard, der Ende des 18. Jahrhunderts einen Salon in Paris eröffnete und der später der Hofcoiffeur von Marie Antoinette wurde. Das Friseurhandwerk war bis 1770 von Frisuren mit viel Volumen geprägt, inspiriert durch antike griechische Vorbilder. Die Friseure zeigten sich als unerhört raffiniert im Drapieren der Haare. In Mode waren beispielsweise *chignons*, im Nacken getragene Haarknoten, die von einem Netz oder Kämmen gehalten wurden. Oder *coques*, Haare, die glatt gebürstet waren und beispielsweise über einem Bügel drapiert wurden, zusammen mit falschen Locken, Rosetten, Perlen und Puder.

Man muß bis ins 20. Jahrhundert fortschreiten, um nach dem 18. Jahrhundert eine ähnlich wichtige Rolle des

Friseurs beobachten zu können. Erst dann gibt es wieder eine Reihe berühmter Haarkünstler. Zum Beispiel Marcel Grateau, der die »Brennscherenondulation à la Marcel« entwickelte, oder Karl Ludwig *Charles* Nessler aus Todtnau, der 1906 die Dauerwelle erfand, und Antoine, der in den 20er Jahren unter anderem die Garçonne-Frisur kreierte. Antoine ist auch der Erfinder der sogenannten »Lack-Frisur« mit der er eine bessere Haltbarkeit der Haartracht ermöglichte. Als Ergebnis dieser Erfindungen – aber auch als Folge der Emanzipation der Frauen am Anfang des Jahrhunderts – breiteten sich die Friseursalons in Windeseile aus. Der französische Schriftsteller des Surrealismus, Louis Aragon, hat folgende Passage über die Friseursalons verfaßt. Es gelingt ihm darin, eine sowohl feine wie auch ›barock‹ anmutende Stimmung eines solchen Salons einzufangen.

> »An die Briefmarkenhandlung schließen sich gleich zwei Friseurläden an: der erste für Damen, der zweite ein *Salon* für Herren. Friseure für beide Geschlechter, eure Spezialisierung hat etwas Genüßliches. In weißen Lettern stehen auf euren Schaufenstern die Weltgesetze geschrieben; die Tiere der Urwälder sind eure Kunden: Sie kommen, um sich in euren Sesseln auf das Vergnügen und die Vermehrung der Art vorzubereiten. Ihr schert die Haare, glättet die Wangen, ihr schneidet die Krallen, ihr macht die Gesichter zurecht für die große Zuchtwahl. Man hat heisere Nachtigallen in euren Leichentüchern gesehen: Bevor sie sich setzten, hatten sie in den kleinen Sandspucknapf ihre mit

den Sternen der Nacht banderolierte Zigarre geworfen, um sich dann der singenden Schere und dem magischen Parfumzerstäuber zu überlassen. Wer hätte dich, melodischer Vogel, also erkennen sollen in diesem geduldigen Kunden, der oberflächlich die Klatschgeschichten der *Vie Parisienne* liest?

...

Ich bin oft an der Schwelle dieser für Männer verbotenen Läden stehngeblieben und habe zugesehen, wie sich in ihren Grotten die Haarpracht entfaltete. Schlangen, Schlangen, ihr fasziniert mich immer wieder. So beobachtete ich eines Tages in der Passage de l'Opéra die langsamen und makellosen Windungen einer blonden Riesenschlange. Und plötzlich, zum erstenmal in meinem Leben, wurde mir bewußt, daß die Menschen für das, was blond ist, nur ein Wort des Vergleichs gefunden haben: *wie Stroh*, und man hat geglaubt, damit alles gesagt zu haben. Stroh, elendes Stroh. Habt ihr denn nie Farne gesehen? Ich habe ein ganzes Jahr lang Farnhaar geknabbert. Ich bin Harzhaar, Topashaar, Hysteriehaar begegnet. Blond wie die Hysterie, blond wie der Himmel, blond wie die Müdigkeit, blond wie der Kuß. Auf die Palette blonder Farben werde ich setzen die Eleganz der Automobile, den Duft von Süßklee, die Stille der Morgenstunden, die Verstörtheit des Wartens, die verheerenden Wirkungen gegenseitiger Berührung.« (aus: Passage de l'Opéra, 1924)[7]

Seit den 20er und 30er Jahren sind eine ganze Reihe neuer Namen in der Friseurbranche bekannt geworden. Einer davon ist Vidal Sassoon, der mit seinen geometrischen Frisuren und seiner besonderen Schneidetechnik das Fach in den 60ern revolutionierte. Der Pariser Friseur Alexandre, der in den 70ern von großer Bedeutung war, erklärte, daß der Ausgangspunkt für das Friseurhandwerk ein guter Schnitt sei – so wie das Fundament eines Gebäudes die Grundlage in der Architektur ist.

So wie sich die Frisuren im Laufe der Zeit wandeln, so ist auch die Innenausstattung der Friseursalons einer ständigen Veränderung unterworfen. Die Innenausstattung gibt dabei nicht nur Auskunft über den jeweiligen Stellenwert des Handwerks, es spiegelt sich darin auch der jeweilige Zeitgeist. So sahen zeitweise viele Salons aus wie eine Art Technolandschaft, ausgestattet mit Spiegeln, chrom- und weißfarbigen Gegenständen, ähnlich der Einrichtung in modischen Cafés. Sie machten den Eindruck, als sei das Friseurhandwerk eine wissenschaftlich medizinische Angelegenheit, bei der die Kunden wie Patienten im Wartezimmer darauf warten, zur Behandlung aufgerufen zu werden. Diese Tendenz ist in ihr genaues Gegenteil umgeschlagen: Es wird nun eher auf die intime und persönliche Note bei der Einrichtung Wert gelegt. Dem Kunden soll signalisiert werden, daß seine Individualität gewürdigt wird. Dies fördert die Geborgenheit, aber auch das Vertrauen zwischen dem Kunden und dem Friseur. Man kann sich vorstellen, daß die Atmosphäre, die hierbei erzeugt werden soll, ein wenig der in früheren Barbiersalons gleicht. Die Einrichtung ist auch in zunehmenden Maße von der Tatsache beeinflußt, daß beim Friseur für Haarpflegeprodukte geworben wird und die Produkte auch hier verkauft werden. Das dabei eingenommene Geld spielt keine unwichtige Rolle in der jeweiligen Warenstatistik. In Zukunft wird zweifellos auch die Computertechnik Eingang in die Salons finden. Es wird möglicherweise so sein, daß der Kunde oder die Kundin auf dem Bildschirm unterschiedliche Frisuren ausprobieren, ihre virtuelle Frisur begutachten und so bei der Wahl der neuen Haartracht geholfen werden kann. Dies führt zu einer ganz neuen Zusammenarbeit von Kunde und Friseur. Friseure, die nur Frisuren kreieren und sich nicht nach den Wünschen der Kunden richten wollen, so wie es ein Leiter eines Caruso-Salons in New York vor ein paar Jahrzehnten arrogant der Öffentlichkeit verkündete, haben keine Zukunft. Im Unterschied zu anderen Kunstarten arbeitet die Friseurkunst mit lebenden Modellen zusammen, von denen jeder und jede einzelne als Arbeitspartner unentbehrlich ist.

# HAARINDUSTRIE UND SCHÖNHEITSMYTHEN

Haarpflegemittel haben sich im 20. Jahrhundert zu einem bedeutenden Industriezweig entwickelt. Es gibt heutzutage unzählige Produkte fürs Haar: Shampoo, Haarbalsam, Haargel, Schaumfestiger, Haarspray, Brillantine, Haarwachs, Frisiercreme, Haaröl, Haarlack, Haarwasser, Haarspülung, Dauerwellenpflege, Haarfärbemittel, Rasierwasser und Rasierlotionen etc. Nach Angaben der dänischen Verbraucherinformation kaufen die Dänen mehr als 4 500 Tonnen Shampoo im Jahr. Alleine 1993 belief sich die Summe der verkauften Balsam- und Shampooproduktion auf 400 Millionen Kronen. Die meistverkauften Marken waren hierbei *Pantane Pro-V, Respons* und *El Vital*. Für die Produkte wird hauptsächlich in Annoncen von Illustrierten, in Fernseh- und Kinospots geworben. Vor allem wird dabei Natürlichkeit angepriesen. Junge, hübsche, vorzugsweise weibliche Models sind in Naturlandschaften, umgeben von Wasser und Wind, zu sehen. Glänzendes, volles, lebendiges und natürliches Haar sind die vier Schlüsselbegriffe, die immer wieder in der Werbung für Haarpflegemittel fallen und die gleichzeitig das Schönheitsideal der heutigen Zeit wiedergeben.

In der griechischen Antike, wie auch zu anderen Zeiten, ist behauptet worden, daß Schönheit instinktiv wahrgenommen wird. Die alten Griechen glaubten, daß Schönheit klar zu definieren sei und in Form und Proportionen festen Regeln folge. Es wurde gleichzeitig auf eine perfekte Symmetrie und die Ausgewogenheit in den Proportionen Wert gelegt. Aber auch die Faszination, die von kleinen Unvollkommenheiten ausgehen kann, wurde nicht vergessen. Alles in allem ist es aber wohl unmöglich, eine Formel für das, was Schönheit ist, zu finden. Eine solche Formel ist schon immer sehr unterschiedlich ausgefallen, je nachdem, in welcher Zeit und Kultur sie entstanden ist. Heutzutage gibt es so zum Beispiel eher wenige Frauen, die die fleischigen und gewichtigen Geschlechtsgenossinnen auf den Gemälden Rubens' als attraktiv bezeichnen würden. Umgekehrt hätten Rubens' Zeitgenossen beim Anblick der heutigen, meist sehr dünnen Frauen sicher ein großes Unbehagen empfunden. Unser Maßstab dafür, was schön ist, ist dementsprechend zu einem großen Teil von der Zeit und der Gesellschaft abhängig, in der wir leben. Zu diesen äußeren Einflüssen kommen dann noch unsere eigenen, persönlichen Vorlieben hinzu. Der schottische Philosoph David Hume meinte im 18. Jahrhundert, daß Schönheit keine Qualität an sich ist, sondern nur im Kopf des Betrachters entsteht. Diese These kommt der Wahrheit möglicherweise am nächsten. Daraus folgt dann aber, daß wir eine Person, die wir konkret vor uns sehen, auch unseren Vorstellungen entsprechend wahrnehmen. Dies erklärt, warum eine Beschreibung von ein und derselben Person aus dem Munde verschiedener Leute so unterschiedlich ausfallen kann.

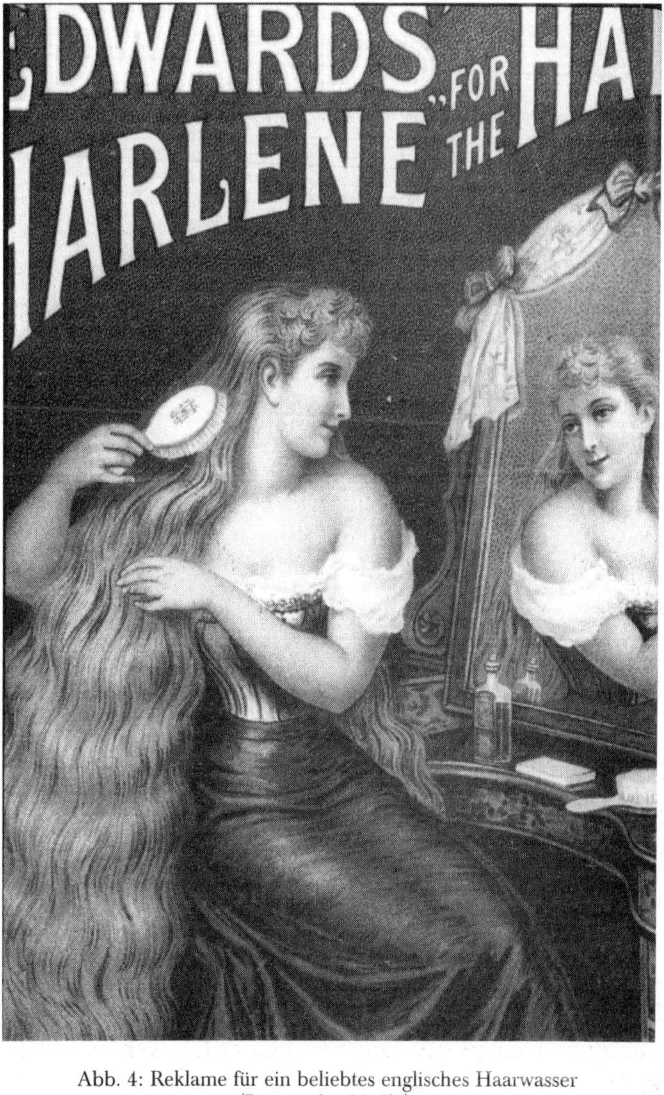


Abb. 4: Reklame für ein beliebtes englisches Haarwasser
(Beginn des 20. Jh.).

Die Schönheitsnormen sind zum großen Teil von der Gesellschaft vorgegeben, und es sind eher die Frauen als die Männer, die sich davon unter Druck setzen lassen und alles tun, um diesen Normen zu entsprechen. Der Friseur Alexandre meinte zu diesem Thema: »In unserer Zeit ist eine Frau nur dann häßlich, wenn sie es selbst für sich so bestimmt. Jedes häßliche Gesicht kann mit einer guten Frisur überdeckt werden.« Den Schönheitsmythos der Moderne kann man als ein Kind der Industrialisierung bezeichnen. Er wurde in den illustrierten Wochenblättern ungefähr Mitte des 19. Jahrhunderts geschaffen. Später, um die Zeit des Ersten Weltkriegs, konnte man ihn noch stärker propagieren. Inzwischen waren Reklame und Annoncen zu einer wesentlichen Einnahmequelle der Zeitungen und Magazine geworden. 1904 öffnete das erste Filmtheater in Dänemark. Im Kino konnte durch den Filmstar Asta Nielsen ein Schönheitsideal noch mehr verfestigt werden. In den 40er Jahren wurden dann die Frauenmagazine zu dem zentralen Organ, das das Schönheitsideal verbreitete. In den 50ern trat das Fernsehen hinzu.

Für einen Schönheitsmythos sind Bilder unentbehrlich. Dem entspricht, daß wir uns im Laufe des 20. Jahrhunderts zweifellos mehr und mehr visuell orientiert haben. Die Mythen sind dann auch von Leuten erschaffen worden, die ihre Produkte verkaufen wollen, seien dies nun Kleider, Haarshampoo oder Kosmetikartikel. Die Zeitungen, Zeitschriften und das Fernsehen wiederum vermitteln die entsprechende Botschaft und werden dafür bezahlt. Es sind im allgemeinen also die Gesetze des Marktes, die dahinter stehen, wenn sie auch nicht allein dafür verantwortlich sind. In ihrem Buch *Schönheitsmythen* (1992)[8] behauptet die amerikanische Schriftstellerin Naomi Wolf, daß in dem Moment, als die Frauen sich von dem Ideal der weiblichen Hausarbeit befreit hätten, die Schönheitsmythen diesen Platz eingenommen und die soziale Kontrolle der Frau übernommen hätten. Mit Hilfe der Schönheitsmythen versuche das Patriarchat, alle Erfolge zu vereiteln, die der Feminismus seit der industriellen Revolution in vielen Bereichen für die Frau erreicht habe. Nun, wo die Frauen in materieller Hinsicht einflußreicher und stärker geworden wären, seien sie am ehesten in psychologischer Hinsicht angreifbar und könnten hier am leichtesten geschwächt werden. Auch im Beruf gewann das Schönheitsdiktat während der achtziger Jahre zunehmend an Bedeutung. Dies geschah parallel zu dem größeren Einfluß, den die Frauen am Arbeitsplatz erhielten. Am deutlichsten wird dies innerhalb des amerikanischen Fernsehjournalismus, wo ein männlicher Moderator in mittleren Jahren stets in Begleitung von einer bedeutend jüngeren, weiblichen Nachrichtenreporterin mit einem passenden, ansprechenden Äußeren auftritt. Sobald sie nicht mehr jung und hübsch ist, wird sie dann unsichtbar und verschwindet im wörtlichen Sinne von der Bildfläche. Naomi Wolf verweist noch auf ein weiteres Beispiel: Einen Redakteur kam es nämlich teuer zu stehen, daß er einen Artikel über die Attraktivität grauer Haare veröffentlichen ließ. Als »Strafe« inserierte die Haarpflegefirma Clairol ein halbes Jahr lang keine Annoncen mehr in seinem Blatt. Junge Frauen sind heutzutage durch 20 Jahre antifeministischer Propaganda beeinflußt, die Feministinnen als verbiestert dargestellt hat. Eine Studentin wird im *Time Magazine* mit der Aussage zitiert: »Ich bin feminin, aber nicht Feministin. Ich stelle mir eine Feministin als maskuline Frau vor, die sich nicht die Beine rasiert.«

Aber die Schönheitsmythen wurden auch schon zu Anfang des Jahrhunderts mit Hilfe massenhafter Verbreitung von Bildern und Zeitungen erzeugt. Nicht nur die Frauen, sondern auch die Männer sollten beeinflußt werden. Nach der Jahrhundertwende hatten die Männer wieder damit begonnen, Haare und Bärte zu parfumieren, während es in der viktorianischen Zeit noch als unmännlich galt, nach etwas anderem als nach Tabak zu riechen. Im Jahre 1908 kann man dann aber folgendes in dem englischen Blatt *Barbers Journal* lesen:

> »Vor ungefähr fünf Jahren begannen die Männer wieder damit, ihre Taschentücher, das Haar und den Bart diskret mit Duftwasser zu parfumieren, nachdem man sich ungefähr eine Generation lang von so etwas ferngehalten hatte. Nun ist es hierzulande plötzlich wieder zu einer um sich greifenden Mode geworden. Verzeichneten die großen Parfumfabrikanten vor nur drei Jahren einen sehr geringen Absatz von Eau de Cologne, ist man jetzt intensiv damit beschäftigt, sich von der Konkurrenz abzuheben und einen markanten, anderen Duft zu entwickeln, durch den die männliche Phantasie angesprochen wird. Zur Zeit wird eine enorme Menge an Eau de Cologne an Männer verkauft.«[9]

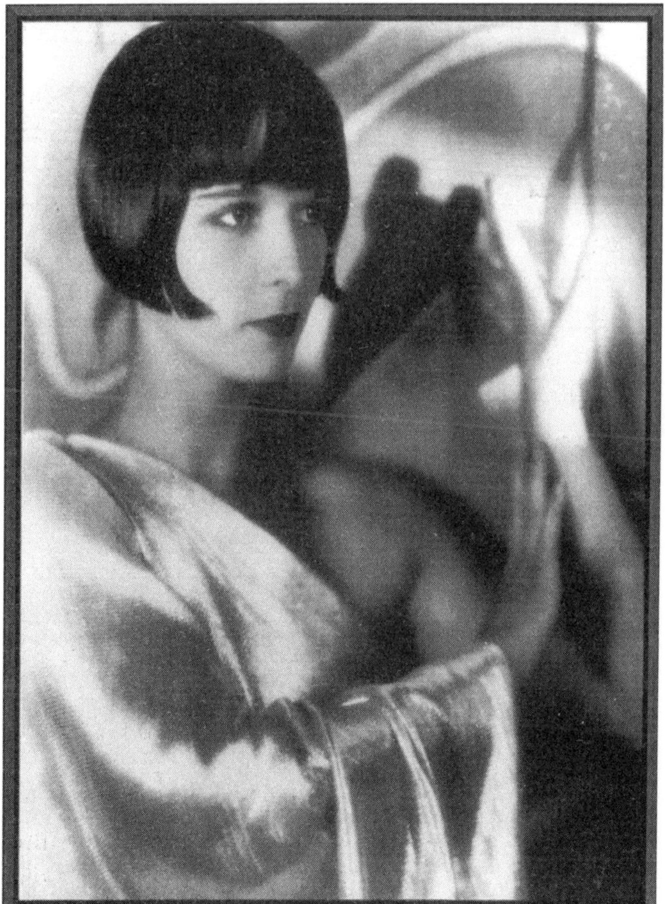

Abb. 5: In den 20er Jahren hatte das Haareschneiden unter anderem mit den Garçonne-Frisuren an Bedeutung zugenommen. Früher war es eher die Aufgabe der Damenfriseure gewesen, die Haare hochzustecken.

Vier Jahre später wird in einem Artikel im gleichen Blatt berichtet, daß ein veritabler Gentleman sich in die Auswahl seines Haarshampoos zu vertiefen und die Augenbrauen und den Schnurrbart und manchmal auch sein Haar zu färben habe, das außerdem mit dem Lockenstab gekräuselt werde, indes der Schnurrbart mit speziellen Ölen zu behandeln sei, damit er in Form komme und glänze.

Die Filmschauspielerinnen Lilian Harvey und Jean Harlow haben die 20er und 30er Jahre zu einer Ära der Blondinen gemacht. Als Bleichmittel benutzte man Hydrogenmischungen oder ammoniakhaltiges Pulver, das dem Haar die Farbpigmente entzog. In der gleichen Zeit wurde der Filmstar Rudolph Valentino mit seinem schwarz glänzenden Haar ein Vorbild für den modebewußten Mann der Zeit.

In den 30er Jahren warb unter anderem der berühmte Cricket-Star Dennis Compton dafür, sich ›Brylcreem‹, ein Mischprodukt aus Brillantine und Frisiercreme, ins Haar zu reiben. In den 40er Jahren bekam die Soldaten der englischen Royal Air Force den Namen ›Brylcreem boys‹, aber auch unter der Zivilbevölkerung war die Frisiercreme sehr populär. In Annoncen, in denen für Pomade geworben wurde, hob man hervor, daß sie zum einen der Frisur Halt gebe, zum anderen das Haar auch stärker und es gesund aussehen lasse. Die Pomade helfe dem Haar darüber hinaus beim Wachstum und sei außerdem gut gegen Schuppen und trockenes Haar. Der Verkauf des Produkts ging in den 60er und 70er Jahren aber stark zurück. Durch eine energische PR-Kampagne gelang es in den 80er Jahren, die Pomade dann wieder auf dem Markt zu etablieren. Gleichzeitig gab es einen Boom bei Haargel und Frisiercremes, die auf Wasserbasis hergestellt wurden.

Ein anderes Produkt aus den 30ern, das in den 50er und 60er Jahren wiederentdeckt wurde, ist der Haarlack in Form von Haarspray. Das kam zur Anwendung, damit die stark toupierten Frisuren der Frauen ihre Form behielten. In dieser Zeit war es den Leuten offenbar wichtig, Zeit sparen zu können und den Frisurstil so oft wie möglich zu wechseln. Der Gebrauch von Perücken und Toupets kam dem sehr entgegen. Praktisch und elegant mußte es sein, das waren die beiden Schlüsselworte. Hatte man seine Perücke oder einige Haarnadeln in der Tasche dabei, so ließ sich ohne großen Aufwand der Alltagsschnitt in eine elegante Abendfrisur mit perfekt sitzendem Haar verwandeln. Mehr und mehr Männer, darunter auch Fernsehstars und Filmschauspieler, begannen nun, ein Toupet zu tragen. Künstliches Haar hat sich in den 80er Jahren noch weiter verbreitet, und es wurden unterschiedliche Formen von Haarersatz entwickelt: beispielsweise aus Monofibre, zu denen die Afrozöpfe und die sogenannten *rag-tails* zählen, die in das natürliche Haar eingeflochten werden und das Haar dadurch sehr kräftig aussehen lassen.

Heute ist die Konkurrenzkampf auf dem Kosmetikamarkt so hart wie nie zuvor. Hier buhlen so viele Firmen wie noch nie zuvor mit sehr ähnlichen Produkten um die Gunst der Käufer und Marktanteile. Selbstverständlich ist die kommerzielle Werbung nicht nur an Frauen, sondern auch an Männer adressiert, und letztere sind für die hier propagierten Schönheitsmythen auch durchaus empfänglich. Vieles spricht dafür, daß man in Zukunft noch mehr in die Haarproduktwerbung für Männer investieren wird, um den Verkauf in diesem Bereich noch zu steigern. Das heißt jedoch nicht, daß Naomi Wolf mit ihrer Beobachtung unrecht hatte, daß die in diesem Jahrhundert so dominant gewordenen Schönheitsideale einen offensiven Angriff auf die feministische Befreiung bedeuten. Es wird damit andererseits jedoch nicht erklärt, weshalb Frauen sich generell mehr als die Männer nach den Normen für das richten, was als schön gilt, und daß sie in so hohem Maße die Körpersprache dazu benutzen, ihrem Drang nach Veränderung Ausdruck zu verleihen. Verschiedene Psychologen haben versucht, dafür eine Erklärung zu finden. Einer von ihnen, Seymour Fisher, meint, daß Frauen grundsätzlich eine enge Beziehung zu ihrem Körper haben müssen, weil ihnen ihre Biologie viele Rituale im Zusammenhang mit dem Körper aufzwingt, so beispielsweise bei der Menstruation oder in der Schwangerschaft. Weil es den Frauen nicht möglich ist, sich diesen vorgegebenen Rhythmen zu widersetzen, ist ihnen mit Hilfe von Kleidung und Make-up die Möglichkeit gegeben, ihr »privates Gefühl, in einem ständigen Zustand der körperlichen Veränderung zu sein«, auszuleben. Im Grunde genommen legen Frauen gegenüber der Topographie ihres Körpers den gleichen neugierigen Eifer an den Tag wie Entdecker beim Anblick eines neuen Territoriums. Karl Menninger, ebenfalls Psychologe, meint, daß alle Frauen in ihrem brennenden Wunsch, Teile ihres Körpers zu verändern und ihnen erotische Dimensionen zu verleihen, eine Art Selbstmord im Blick hätten. Durch ihr ständiges Bedürfnis, hübsch zu sein, setzen sie ihren Körper möglicherweise unterschiedlichen Formen von Folter wie zum Beispiel Hungerkuren aus. Tun sie dies, weil sie masochistisch veranlagt sind oder weil sie sich selbst bestrafen wollen? Und für was will man sich in diesem Fall bestrafen?

Vor langer Zeit versuchten die römischen Frauen, ihre Haare zu bleichen, um genauso blond zu werden wie die germanischen Frauen. Dazu benutzten sie unter anderem ätzende Seife, Spuma Batava genannt, aber anstatt blond zu werden, verloren sie in vielen Fällen ihre Haare und wurden glatzköpfig. Im 17. Jahrhundert trugen französische Frauen oft regelrechte Stahlgerüste in ihren Frisuren, über die Madame de Sévigné, eine berühmte französische Schriftstellerin, an ihre Tochter schrieb: »Sie drücken an die Schläfen, hemmen die Blutzirkulation und verursachen Beulen. Einige Frauen sterben daran.« In unserem Jahrhundert sind viele Frauen mit Lockenwicklern zu Bett gegangen und konnten so nicht einschlafen. Genauso verhielt es sich oft bei der Verwendung von Haarentfernungsmitteln, die zumindestens in den Nachkriegsjahren einen extrem unangenehmen Geruch hatten oder mit physischem Schmerz verbunden waren. Als dann die amerikanische Rocksängerin Debbie Harry in den 80ern über ihre Probleme berichtete und erzählte, daß sie ihre Beinhaare einzeln auszupfte, fügte sie im Interview hinzu: »Ich genieße diesen Schmerz.« Vielleicht litt sie unter der psychisch bedingten Krankheit *Trikotillomanie.* Sie ist be-

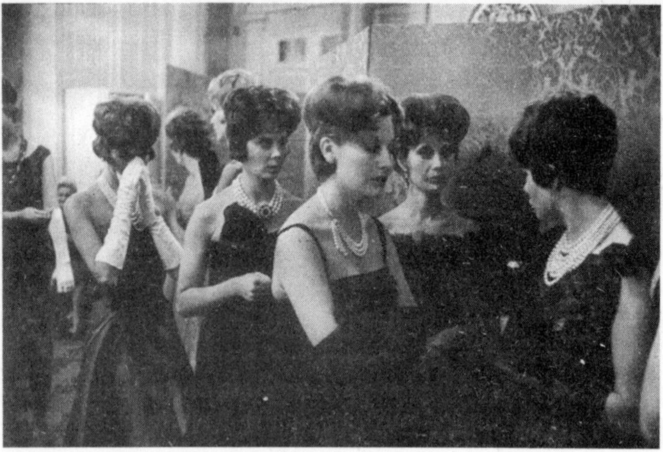

Abb. 6: Frisurenvorführung bei d'Angleterre, 1962.
Foto: Gregers Nielsen.

sonders in Amerika weit verbreitet. Fast alle davon betroffenen Patienten sind Frauen oder Mädchen in der Pubertät. Trikotillomanie ist das manische Verlangen, sich selbst die Haare ausreißen zu müssen, vor allem an der Kopfhaut, aber auch an anderen Stellen des Körpers wie den Armen und Beinen. Die Patienten zupfen sich nicht wild und unbeherrscht die Haare aus, sondern gehen systematisch vor, Haar für Haar oder Locke für Locke. In ihrem Buch *Madame Bovarys Versuchungen* (1992) schreibt die amerikanische Psychoanalytikerin Louise Kaplan, daß Frauen, die an Trikotillomanie erkrankt sind, ebenso unter der zwanghaften Überzeugung leiden, Übergewicht zu haben, und glauben, abnehmen zu müssen. »Auf der bewußten Ebene liegt hinter all diesen unterschiedlichen Formen der Verstümmelung des Körpers der Wunsch, eine hübsche und attraktive Frau zu sein. Unterbewußt ist es jedoch ein Protest gegen die Zeichen des Körpers, die ihnen zeigen, daß sie dabei sind, zur Frau zu werden.«

Die Schönheitsmythen können somit eine gewisse psychische Vereinnahmung herbeiführen. Eine andere und leichter aufzeigbare Gefahr liegt aber in den physischen Nebenwirkungen, die sogenannte Haarpflegemittel nach sich ziehen können. Man hat beispielsweise festgestellt, daß einige Shampoosorten schädlich für die Hornhaut sind. Dies liegt an einem Stoff namens Resorcinol, der vielfach in Shampoos gegen Schuppen verwendet wird und der eine Irritation der Augen verursachen kann. Shampoos, die Selensulfid beinhalten, können zu Schmerzen im Unterleib führen und ein Zittern des Körpers verursachen. Weitere schädliche Stoffen Octoxynol und Nonoxynol. Beide stehen unter Verdacht, den Hormonhaushalt bei Tieren und Menschen zu beeinflussen. Ein anderer Bestandteil ist das Cetrimoniumbromid, ein schwer abbaubarer und deshalb stark umweltbelastender Stoff. Viele Shampoos beinhalten darüber hinaus EDTA (Disodium EDTA), das eine giftige und schwer abbaubare Verbindung mit Schwermetallen eingehen kann. Benzalkoniumchlorid ist ebenfalls ein Stoff, der in Shampoos vorkommt und eine giftige Wirkung auf Fische und Algen besitzt. Halbpermanente Haarfärbemittel können, sobald die Moleküle in den Haarschaft eindringen, allergische Reaktionen an der Kopfhaut hervorrufen, sie anschwellen lassen sowie Juckreiz und Pilzkrankheiten verursachen. 1975 warnte die Biochemische Abteilung der University of California vor der giftigen Wirkung unterschiedlicher Bestandteile von Haarfärbemitteln, wenn sie von der Kopfhaut absorbiert werden. 1977 gab *The British Medical Journal* eine weitere Meldung heraus, in der es warnend heißt, daß viele Haarfärbemittel stark mutagen seien und die Chromosomen beschädigen könnten. In den USA, wo rund 20 Millionen Frauen sich regelmäßig die Haare färben, war man auf der Hut vor einem besonders giftigen Stoff, dem Diaminotoluen, das als krebserregend gilt, und daher seit 1971 in Haarfärbemitteln verboten ist. Auf Grundlage einer weiteren statistischen Erhebung in den USA erkannte man eine deutliche Verbindung zwischen dem regelmäßigen Gebrauch von Haarfärbemittel und Gebärmutterkrebs.

Als Schlußfolgerung aus diesen Untersuchungen ist eine gewisse Vorsicht im Umgang mit Haarpflegeprodukten geboten.

# HAAR UND GESCHLECHT

## Kopfhaar

»Wenn man das Haar verliert, scheint es einem, daß man nichts mehr hat, wofür man weiterleben will.«[10] Die Worte stammen von einer Frau, die wegen einer Strahlenbehandlung gegen Krebs ihr ganzes Haar verloren hat. Mit dieser Reaktion steht sie sicher nicht allein. Hintergrund für die Empfindung ist die weitverbreitete Ansicht, daß eine Frau ohne ihr Haar keine richtige Frau sei. Frauen identifizieren sich deshalb in weit höherem Maße mit ihrem Kopfhaar als Männer. Das ist im Grunde genommen erstaunlich, führt man sich vor Augen, wie wenig sich das Kopfhaar bei Mann und Frau unterscheidet. Möglicherweise liegt es an der ansonsten sehr geringen Körperbehaarung und dem nicht vorhandenen Bartwuchs der Frau, daß das Kopfhaar eine so große Rolle bei ihr spielt. Die Auffassung, das Haar der Frau sei ihr Schmuck, reicht bis weit in die Antike zurück. Einer von vielen, die diese Meinung verbreitet haben, ist Apuleius, ein römischer Schriftsteller, der im ersten Jahrhundert n. Chr. lebte. Er formulierte es auf folgende Weise: Eine Frau kann noch so attraktiv sein, beraubt man sie ihrer Haare, kann sie nicht mal mehr ihren eigenen Ehemann verführen. Unter

›Haaren‹ verstand man dann auch meist langes Haar, was jahrhundertelang ein weibliches Geschlechtsmerkmal und sexuelles Symbol war, selbst zu den Zeiten, als Männer ebenfalls langes Haar trugen. Daß muslimische Frauen einen *Hijab*, einen Schleier, tragen, liegt an dieser Assoziation von Kopfhaar mit weiblicher Sexualität. Man glaubt, je weniger das Haar der Frauen bedeckt werde, desto mehr könne es *Fitna*, Chaos, in der Gesellschaft verursachen.

Langes Haar hat weiterhin dieselbe starke Symbolkraft, was die Feministin Susan Brownmiller in ihrem Buch *Femininity* (1984) aus ihrer persönlichen Sicht deutlich macht:

> »Ich hege den tiefen Wunsch, langes Haar zu besitzen, weil ich wie alle anderen Frauen, die ich kenne, in dem Glauben aufgewachsen bin, daß langes Haar unwiderstehlich feminin wirkt. Natürlich möchte ich auch so wirken, unglücklicherweise sehe ich mit langem Haar aber schrecklich aus. Ich weiß, was einige Menschen bei kurzem Haar denken – das wirke männlich und lesbisch –, deswegen trage ich halblanges Haar und bin täglich irritiert über meinen eigenen Verrat.«[11]

Langes Haar ist nicht nur »unwiderstehlich feminin«, es ist darüber hinaus auch ein Statussymbol. Langes Haar schränkt – wie ein langer Rock – die Bewegungsfreiheit ein und war in früheren Zeiten unpraktisch bei handwerklichen Tätigkeiten. Langes Haar weist so gesehen auf Wohlstand und die Unabhängigkeit von körperlicher Arbeit hin.

Auch bei den Frisuren unterscheiden sich Männer und Frauen voneinander. Haare können gekräuselt, hochgesteckt, geflochten oder zusammengebunden werden. Sie können durch eine Dauerwelle gelockt oder mit Haarfärbemitteln getönt werden und vieles mehr. Frauen neigen dazu, öfter etwas mit den Haaren zu machen, und wechseln öfter die Frisur als Männer. Die Modemagazine wekken immer wieder aufs neue Interesse für die vielen unterschiedlichen Frisuren und Modestile, die man sich mit einem bestimmten Haarschnitt zulegen kann. Eine Frisur kann nicht nur dazu beitragen, daß ein und dieselbe Person unterschiedlich aussieht, sie kann auch ein anderes Image – ein exotisches, ein kompetentes, ein reifes Image usw. – schaffen. Männer legen im allgemeinen nicht so großen Wert darauf, eine unverwechselbare Frisur zu haben. Sie interessieren sich eher weniger für die unterschiedlichen Modestile, die mit Hilfe eines Haarschnitts kreiert werden können. So kommt es auch eher seltener vor, daß Männer sich anläßlich einer abendlichen Verabredung extra die Haare schneiden lassen. Die Normen für Männer zeichnen sich eher durch eine gewisse Einförmigkeit aus. Während der Wunsch nach Veränderung ein wichtiges Element sowohl der modebewußten als auch der konventionellen Feminität ist, ist auf der anderen Seite Stabilität und Einförmigkeit das grundlegend maskuline Muster. Bei der Frau schafft die Forderung nach Veränderung die vielen unterschiedlichen Möglichkeiten, sich das Haar schneiden zu lassen. Frauen haben so den Vorteil, sich konstant verändern zu können, um einmalig, das will heißen, anders als die anderen Frauen auszusehen.

Was für die Länge der Frisur gilt, gilt auch für die Haarfarbe. Auch hierin unterscheiden sich die beiden Geschlechter. Ob überhaupt die Haare gefärbt oder getönt werden und auch was für Präferenzen man bei der Haarfarbe hat, ist bei Mann und Frau recht unterschiedlich. Eine Untersuchung in den USA[12] hat gezeigt, daß – obwohl 30 Prozent der Befragten der Haarfarbe des anderen Geschlechts gleichgültig gegenüber stehen – die meisten Männer doch Blondinen bevorzugen, während die meisten Frauen Männer mit braunem oder schwarzem Haar wünschen. Einer anderen Untersuchung in den USA[13] zufolge beschreiben Männer rothaarige Frauen oft als »aktiv und kompetent, ländlich und insgesamt wenig attraktiv«, Blonde als »hübsch, wohlhabend und extrem feminin« und dunkelhaarige Frauen als »gut, intelligent und freundlich«. Umgekehrt beschreiben Frauen die rothaarigen Männer als »gut, aber feminin, furchtsam und schwach«, die blonden als »attraktiv, vom Erfolg verwöhnt und glücklich« und die dunkelhaarigen als »durchschnittlich«. Die Vorstellungen über die Haarfarbe lassen sich daher eher als geschlechtsspezifisch denn als allgemeingültig bezeichnen. Das am häufigsten verwendete Stereotyp ist wohl, daß Männer Blondinen deshalb bevorzugen, weil man diese für unterhaltsam und weniger intelligent hält. Dieses Stereotyp entspricht selbstverständlich nicht der Wahrheit. Nichtsdestotrotz läßt sich bei den Frauen die Vorliebe beobachten, sich das Haar blond zu färben oder sich blonde Strähnchen machen zu lassen. Eine amerikanische Fernsehpersönlichkeit, die sich ihre Haare blond färben ließ, meinte, daß dies ihr Leben weitaus mehr verändert habe, als sie jemals vermutet hatte. Mit ihrer früheren Haarfarbe hatte sie sich als langweilig empfunden, was ihr schlechte Laune bereitete. Nun fühlte sie sich wie ein flügge gewordener Vogel. Und sie erklärte, daß sie sich, indem sie blond wurde, weiblicher fühlte:

> »Nach sieben Stunden begann mein neues Leben mit weißblondem Haar, Weiß wie Schneeweißchen. Und an dem Tag wurde ich gleichzeitig das größte Problem los, das ich bis dahin mit mir herum getragen hatte. Auf diese Weise blieb es mir erspart, zu einem Psychoanalytiker zu gehen. Es kümmerte mich zuvor nicht, brünett zu sein. Es kümmerte mich nicht, was für ein Typ ich war. Es kümmerte mich auch nicht, wer ich war. Ich fühlte mich nicht als Frau. Und es war mir egal, was die Männer über mich dachten. Aber plötzlich war alles ganz anders.«[14]

Leute, die ihr Haar blond färben, nehmen diese Veränderung eher selten als etwas so Dramatisches wahr. Die Aussage ermöglicht aber trotzdem einen Einblick in die Psychologie und die Symbolik der Haarfarbe. »Die blonde Haarfarbe bedeutet für mich mehr als nur eine Haarfarbe. Sie repräsentiert eine Person, die sexy und glücklich ist«, erklärte eine Frau 1986 in der *New York Times.*[15] Diese Wahrnehmung rührt auch daher, daß in der Unterhaltungsbranche überdurchschnittlich viele blonde Frauen arbeiten. Das trifft auch für den männlichen Anteil an Blondhaarigen in dieser Branche zu. Beispiele für blonde Filmstars sind Mae West, Marlene Dietrich, Marilyn

Monroe, Brigitte Bardot, Goldie Hawn, Catherine Deneuve, Dolly Parton und Madonna. Diese Filmstars, die oft auch als Sexsymbole gelten, spiegeln in ihrer Blondheit eine Mystik wider, die die Ausstrahlung anderer Haarfarben bei weitem übertrifft. Männliche Sexsymbole wie Warren Beatty, Tom Cruise und Franco Nero sind hingegen eher groß und dunkelhaarig.

Hellblond gilt als ebenso feminin wie rotblond. Dunkles Haar scheint vor allem eine männliche Farbe zu sein. Dunkles Haar symbolisiert Macht – und Lust auf Vergnügen.

Graues Haar ist das erste sichtbare Zeichen unserer Sterblichkeit. Aber während Frauen oft über ihr graues Haar klagen, weil es als ein Zeichen für das zunehmende Alter gilt, empfindet man es bei Männern oft als Zeichen einer gewissen Distinguiertheit. Die Haarfarbe hat also nicht nur etwas mit Vorstellungen von Weiblichkeit und Schönheit zu tun. Graues Haar erinnert in unserer jugendorientierten Gesellschaft auch an die eigene Sterblichkeit.

## Gesichtsbehaarung

Zur Gesichtsbehaarung gehören Bärte, Backenbärte, Oberlippenbärte, Augenbrauen und Augenwimpern, aber auch Haare in Nase und Ohren. Diese Haare versuchen Männer wie Frauen so klein wie möglich zu halten. Frauen versuchen ebenfalls jede Art von Bartwuchs bei sich unsichtbar zu machen, da Bärte physiologisch eindeutig als ein männliches Merkmal gelten.

In der *Encyclopaedia Britannica* aus dem Jahre 1963 wird Bartwuchs folgenderweise definiert:

»Bart: nach moderner Terminologie der Haarwuchs, der sich im Gesicht und im Bereich der Kinnpartie des Mannes befindet ... Normalerweise bei den verschiedenen Völkern, die zum Bartwuchs neigen, hoch angesehen. Er gilt als Zeichen für Männlichkeit. Knaben und Eunuchen haben keinen Bart. Bärtige Frauen wurden als Hexen angesehen.«

Abgesehen davon, daß der Bart eine noch weiterreichende symbolische Bedeutung hat als hier benannt, ist es natürlich zutreffend, daß er vor allem ein Zeichen für Männlichkeit ist, genauso wie langes Haar schon immer als ein Zeichen von Weiblichkeit betrachtet worden ist. Der griechische Philosoph Diogenes, der um 300 v. Chr. lebte, pflegte daher glattrasierten Männern mit der Frage zu begegnen: Bist du ein Mann oder eine Frau?

Über die Jahrhunderte hinweg ist der Bart als Symbol für Stärke und Manneskraft sowie als militärisches Kennzeichen verwendet worden. Die alten Briten, die sich mit Cäsars Heer schlugen, hatten lang herabhängende Schnurrbärte, die angeblich blau oder grün gefärbt waren. Es wird auch erzählt, daß Karl der Große im Krieg seinen langen, weißen und imposanten Bart über das Brustschild hängen ließ und von seinen Rittern verlangte, es ihm nachzutun, damit man sie von den Feinden unterscheiden konnte. In der gleichen Pose wird im 14. Jahrhundert der Schwarze Ritter abgebildet, der Sohn des englischen Königs Edward III., der heldenhaft gegen Frankreich kämpfte: den Schnurrbart etwas unpraktisch über die Rüstung gehängt. Zu Beginn des Jahrhunderts waren es in England nur alte Männer und Militärs, die einen Bart trugen. Die Popularität des Bartes unter den Militärs mag mehrere Gründe gehabt haben. Zum ersten stützte er wahrscheinlich das Selbstvertrauen im Hinblick auf die eigene Männlichkeit. Zum zweiten galt er als Ausdruck eines aggressiven Instinkts. Die Behaarung hat schon immer eine zentrale Rolle bei der Zurschaustellung von Aggression gespielt. Das können wir schon bei den Primaten beobachten. Erwachsene Affen männlichen Geschlechts haben oft einen extra Haarwuchs in Form von Bärten und Mähnen, die ihnen bei Drohgebärden und beim Kämpfen ein aggressives Aussehen verleihen. Dies bringt gleichzeitig eine sexuelle Dominanz mit sich. Die Gesichtsbehaarung des Menschen hat zweifellos auch einmal eine solche Funktion besessen, die einen Selektionsvorteil in der Evolution bedeutete. Das Männchen war, wenn ein kräftiger Haarwuchs zu einem wilden Aussehen beitrug, im Vorteil. Es konnte weniger stark behaarte Rivalen erschrecken und ging daher oft siegreich aus dem Kampf hervor. Auch die Pelzmützen der königlichen Leibgarden in Dänemark oder England kann man als einen Hinweis auf Aggression und als Ersatz für die männliche Haarmähne sehen.

Desmond Morris zufolge signalisiert ein Mann, der sich den Bart abrasiert, seine freundlichen Absichten und seine Bereitschaft zur Unterdrückung seiner alten aggressiven Impulse. Wenn dies stimmt, könnte in unserer jetzigen Zivilisation, in der sich Männer üblicherweise rasieren, der Bart als Symbol männlicher Aggression gedeutet werden, die nicht davor zurückschreckt, sich öffentlich zu präsentieren. Viele italienische Faschisten zum Beispiel haben ihrer Aggression Ausdruck verliehen, indem sie sich einen Bart wachsen ließen. Sie gaben auch zu, dies zu tun, um bedrohlicher auszusehen: *per essere più terribili.* Auch der modische, sorgfältig umhegte Dreitagebart von heute soll eine gewisse Vorstellung von Aggression wekken und provozierend ungepflegt aussehen. Er paßt eher zu einem Macho-Image als ein langer, ehrwürdiger Altherrenbart. Vielleicht deshalb, weil ein Dreitagebart unmittelbar an die glatte Haut einer Frau denken läßt, die sich den Bartstoppeln nähert. Vielleicht auch, weil man die Stoppeln unbewußt mit einem erigierten Penis in Verbindung bringt – zumindest dann, wenn man die Lehre Freuds kennt. Die gepflegten Schnurrbärte, die in den 70er und 80er Jahren das Kennzeichen von vielen Schwulen waren, kann erstens als ein Insistieren auf ihrer Maskulinität interpretiert werden, zweitens als ein Zeichen ihres Rechts, als Mann erkennbar zu sein; oder drittens auch als ein Ausdruck einer moderaten Aggression.

Die Psychologen liefern noch eine andere Deutung für die Symbolik des Bartes. Er wurde auch als der Versuch aufgefaßt, das Gefühl von Weiblichkeit zu kompensieren und sich dafür dann wiederum zu entschuldigen. Der Bart kompensiert in dem Fall eine unbewußte Kastration, das heißt, fungiert als Penisersatz, gleichzeitig aber befriedigt er auch die unbewußte Weiblichkeit, indem die Behaarung um den Mund mit der um die Vulva assoziiert werden kann.

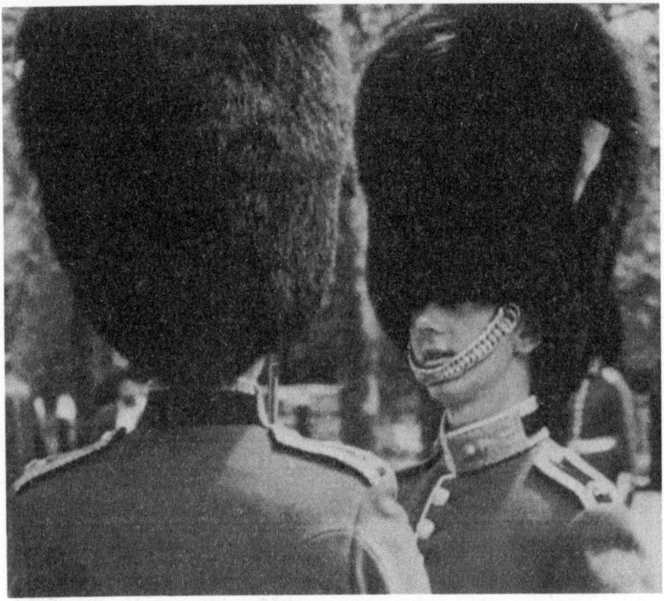

Abb. 7: Die Bärenfellhauben der englischen Leibgarde, möglicherweise ein Ersatz für die männliche Haarmähne, die bei einigen Tieren für sexuelle Dominanz steht.

## Körperbehaarung

Männer haben generell mehr Haare am Körper als Frauen, was auf ein männliches Geschlechtshormon zurückzuführen ist. So gesehen ist es naheliegend, daß die Körperbehaarung zu einem Symbol für Männlichkeit wurde. Sie ist gleichzeitig ein sichtbares Zeichen von sexueller Reife, die nicht nur die Zeugungskraft anzeigt, sondern

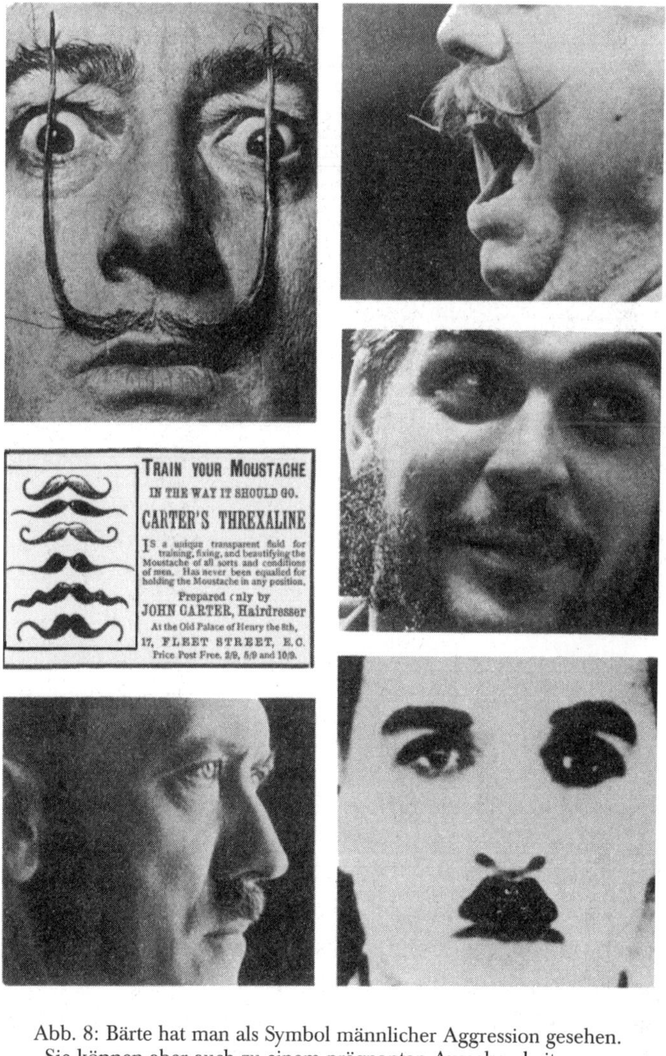


Abb. 8: Bärte hat man als Symbol männlicher Aggression gesehen. Sie können aber auch zu einem prägnanten Aussehen beitragen.

auch als Zeichen körperlicher Stärke gilt. Es ist ein alter Volksglaube, daß ein Mann, der stark behaart, sexuell aber impotent ist, zumindest viel Kraft habe. *Vir pilosus aut libidinosus aut fortis*, heißt ein altes lateinisches Sprichwort, was übersetzt bedeutet, daß ein stark behaarter Mann entweder potent oder kräftig sein muß. Als die berühmte französische Schriftstellerin und Kurtisane Ninon de Lanclos das Bett mit Le Grand Condé teilte und der die ganze Nacht ihren Körper nicht berührte, rief sie beim Anblick seines behaarten Körpers: »Ah Monsieur, que vous devez être fort!« – Monsieur, was müssen Sie stark sein! Es ist recht zweifelhaft, ob es einen Zusammenhang zwischen starker Behaarung und Muskelkraft gibt, weil Muskelkraft hauptsächlich eine Frage des Trainings ist, aber andererseits herrscht kein Zweifel darüber, daß kräftige Behaarung generell mit einem starken und wohlgebildeten Körper assoziiert wird.

Um so problematischer ist diese Überzeugung für Männer, deren Körper nur spärlich bewachsen ist. Ein Mann ohne Körperbehaarung kann sogar Scham dafür empfinden, wie aus dem folgenden Leserbrief im *Montreal Star* von 1979 hervorgeht:

> »Liebe Arby, ich habe noch nie ein Problem wie meines auf Deiner Ratgeberseite behandelt gelesen. Ich bin ein 31jähriger Mann, der ganz normal entwickelt ist, abgesehen von der Tatsache, daß ich überhaupt keine Haare auf der Brust, den Beinen oder Armen habe – dort, wo ich am liebsten welche hätte. Ich habe massenweise Haare auf dem Kopf und an den Ge-

schlechtsteilen, von daher weiß ich, daß nicht grundsätzlich was mit meinen Haaren ist, aber ich schäme mich so sehr über meinen haarlosen Körper, daß ich es vermeide, an den Strand zu gehen.

Gibt es eine Behandlung, die den Haarwuchs am Körper fördert? Ich fühle mich unwohl in meinem haarlosen Körper. Ich will wie andere Männer aussehen.«[16]

Der Kummer des Briefschreibers ist verständlich. Haar ist ein Sexsymbol, und eine behaarte Brust ein Zeichen für Stärke und maskuliner Sexualität. Im vorigen Jahrhundert hat man eine anthropologische Untersuchung bei 4 000 französischen Wehrpflichtigen durchgeführt und ist zu folgendem Resultat gelangt: Je mehr Haare ein Mann auf der Brust hatte, desto breitere Schultern besaß er und desto größer waren seine Hoden. Das Resultat sagt sicher mehr über die Vorurteile und die Vorstellungen über Körperbehaarung aus als über die männliche Potenz in Relation zu der Behaarung, weil größere Hoden nichts über die Potenz aussagen. Schließlich haben weder Schwarze noch Asiaten eine besonders auffällige Körperbehaarung, und nichtsdestotrotz haben Schwarze den Ruf, besonders potent zu sein. Die Untersuchung ist also nur ein signifikantes Beispiel dafür, welchen starken Vorurteilen der Briefschreiber und mit ihm alle anderen Männer mit geringer Körperbehaarung sich gegenübersehen. Eine starke Körperbehaarung hat beim Mann den gleichen Stellenwert wie langes, volles Haar bei der Frau – nicht nur in der Vorstellung der Frau, sondern auch in der des Mannes selbst. Nach einer Untersuchung von 1983 legen

61 Prozent der amerikanischen Frauen Wert darauf, daß der Mann Haare auf der Brust hat.[17] Aus demselben Grund haben Männer im Gegensatz zu den Frauen in den abendländischen Kulturen nicht die Angewohnheit, sich die Haare zum Beispiel an den Beinen, Achseln zu rasieren. Auf diese Weise werden die physiologischen Unterschiede zu wesentlichen sozialen Merkmalen. Aber besagte Regel trifft nicht unbedingt überall auf der Welt zu. Beispielsweise entfernen sowohl Männer als auch Frauen in muslimischen Kulturen ihre Körperbehaarung, was als *sunnat*, als im Sinne des Islam korrekt gilt. Der gleiche Brauch wird von den indischen Sikhs gepflegt. Sie empfinden für ihre Körperbehaarung eine gewisse Scham, so daß sowohl Männer als auch Frauen sich von Friseuren rasieren lassen, auch wenn dies gegen die Vorschriften der Sikhreligion verstößt.

Frauen, die Teile ihrer Körperbehaarung entfernen, gab es schon vor langer Zeit. Der römische Dichter Ovid berichtet bereits um das Jahr null davon. Er riet den Frauen, die Haare an ihren Beinen zu rasieren. Gleichzeitig gab er in seiner *Ars Amatoria* oder ›Liebeskunst‹ den Männern den Rat, daß sie nicht wie die kastrierten Priester der Mondgöttin Kybele auftreten sollten, die an den Beinen ihre Haare mit Bimsstein entfernten. Aber erst in unserem Jahrhundert und in unserer Kultur hat die Betonung der Geschlechtsunterschiede wirkliche Durchschlagskraft erlangt. Eine amerikanische Kosmetologin hat 1970 die Verlegenheit beschrieben, in die sie der Aberglaube an die Schönheitsnormen einmal gebracht hat:

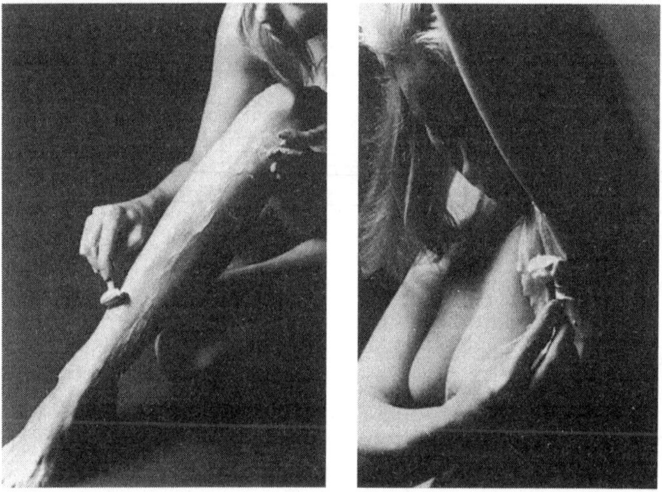

Abb. 9: Ungefähr 80 Prozent der amerikanischen Frauen entfernen regelmäßig die Behaarung an den Beinen und unter den Achseln. Im Laufe der letzten Jahrzehnte ist dies auch bei den westeuropäischen Frauen üblich geworden.

»Meine Mutter hat sich nie in den Achselhöhlen rasiert, obwohl sie sich die Haare an den Beinen paradoxerweise entfernte. Ich fühlte mich beschämt wegen dieser exzentrischen Angewohnheit. Ich sah den Schrecken in den Gesichtern meiner Freundinnen, als sie dies das erste Mal bemerkten. Und ich konnte nur stumm nicken, hin- und hergerissen zwischen Loyalität und Scham. Selbst nachdem ich lange Jahre im Ausland gelebt habe, kann ich kein ärmelloses Kleidungsstück tragen, ohne daß ich mir zuvor die Achselhöhlen völlig ausrasiert habe.«[18]

Es ist kein Zufall, daß sich gerade eine amerikanische Frau dazu äußert. Die Vorschrift für Frauen, sich die Körperhaare zu entfernen, ist vor allem ein amerikanisches Phänomen. Diese Gewohnheit stammt aus den USA. Sie kam dort in den 20er Jahren auf. Gleichzeitig veränderte sich die Mode der Frauen, indem sie mehr und mehr Haut unbedeckt ließ. 1915 brachte Gilette einen speziellen Rasierapparat mit dem Namen Milady Decolette auf dem Markt, der als das sicherste und hygienischste Hilfsmittel angepriesen wurde, um eine glatte Haut unter den Achseln zu haben. Haar, das sichtbar war und sich nicht am Kopf befand, wurde in der Reklame als überflüssig, häßlich und unmodern bezeichnet. Die Haare, die man an den Beinen hat, waren aber noch nicht im Blickfeld der Marketingfachleute. Erst in den 40ern wurde es üblich, sich auch die Beinhaare zu rasieren. Jetzt begannen die Frauen, sich mit bloßen Beinen zu zeigen oder dünne, durchsichtige Nylonstrümpfen zu tragen.

Die zentrale Botschaft der Werbekampagnen der 20er Jahre bei Kosmetikartikeln, Deos, Haarfärbe- und Haarentfernungsmitteln war, daß Frauen ihr Aussehen und ihren Körper verändern müßten, um sich das ›Vertrauen‹ der Männer zu erwerben. Die Männer sollten ihnen zutrauen, einen Haushalt führen zu können. Ende der 40er war es für den größten Teil der amerikanischen Frauen bei der Körperpflege zur Routine geworden, die Haare in den Achselhöhlen und an den Beinen zu entfernen. In der Zeit dazwischen, also von 1915 bis zum Zweiten Weltkrieg, hatte weitreichende Veränderungen innerhalb der Gesellschaft stattgefunden. Die weißen Frauen aus dem

Mittelstand waren zum Teil berufstätig geworden, hatten das Stimmrecht erlangt und hatten sich von den bewegungshemmenden Kleidern befreit. Dies waren Meilensteine der Frauenemanzipation, die es aber nicht verhinderten, daß die Frauen weiterhin hauptsächlich als narzißtische Nutznießer und Hausfrauen betrachtet wurden. Vielleicht war es gerade dieses neue, nach außen gerichtete Leben, das es nötig machte, die Geschlechtsmerkmale zu betonen und die Körperbehaarung zu entfernen. Ansonsten wären sich Männer und Frauen zu ähnlich geworden. Das Haarauszupfen unterstreicht gleichzeitig einen kindlichen Status der Frau, denn die Körperbehaarung entwickelt sich erst nach der Pubertät. Aber auch die sexuelle Botschaft, die in dem Barbie-Puppen-Ideal verborgen ist, kann dazu beigetragen haben. Man wollte die Sexualität der Frau unter Kontrolle halten, indem man sie in gezähmter Form zur Schau stellte. Dadurch, daß die Unterschiede zwischen Mann und Frau überbetont wurden und man ein Gleichheitszeichen zwischen weibliche Schönheit und Jugend setzte, wurde signalisiert, daß der Körper der Frau für sich genommen nicht attraktiv genug sei und ohne weitere Veränderung nicht akzeptiert werde.

1989 sandte das Institut für Psychologie des Lafyette College in Easton einen Fragebogen an 210 Mitglieder der National Women's Studies Association und an 210 Mitglieder der American Psychological Association.[19] Es antworteten alles in allem 235 Frauen im Alter zwischen 20 und 81, der größte Teil davon Weiße. Aus der Umfrage ging hervor, daß 80 Prozent der Frauen sich die Haare an den Beinen und den Achselhöhlen regelmäßig entfernten. Meist begründeten sie dies mit dem Argument, auf diese Weise femininer zu sein und eine größere sexuelle Ausstrahlung zu besitzen. Es trage dazu bei, sich attraktiv zu fühlen, und es sei ein sehr angenehmes Gefühl, wenn sie die seidige Haut berührten. Aber auch aus sozialen und normativen Gründen wurden die Haare entfernt. Und dies wäre eigentlich die wichtigste Ursache dafür, daß 85 der Befragten schon im Alter von 14 Jahren damit begonnen hatten, sich Beine und Achselhöhlen zu rasieren. Das mache man halt so. Es habe ihnen geholfen, sich erwachsen zu fühlen. Man erwartete es auch so von ihnen. Offensichtlich funktioniert das Rasieren somit als Übergangsritus, entsprechend dem Rasieren des Bartes bei den jungen Männern. Aber während es die Jungen kaum selbst erwarten können, sich zu rasieren, sind es bei den Mädchen meist Eltern und Freunde, die sie dazu auffordern. Sie selbst interessieren sich dafür am Anfang recht wenig.

Der wesentlichste Grund, den die Frauen nennen, sich *nicht* zu rasieren, ist gesellschaftspolitischer Natur. Der Körper der Frau sei gut genug, so wie er ist. Dieses Argument wird vor allem von lesbischen und bisexuellen Frauen vorgebracht – und von Frauen, die sich stark mit dem Feminismus identifizieren. Diese beiden Gruppen, die am wenigsten für die Norm, die Körperbehaarung entfernen zu müssen, empfänglich sind, tun dies aber dennoch in 61 bzw. 72 Prozent der Fälle. Die lesbischen Frauen tun es, weil sie nicht auffallen wollen. Die bisexuellen Frauen rasieren sich die Haare an Beinen und Achseln, weil sie ganz bewußt eine seidige Haut besitzen wollen.

Die Untersuchung zeigt auch, daß bei den schwarzen Amerikanerinnen andere Normen in bezug auf die Körperbehaarung gelten. Ungefähr die Hälfte der schwarzen Frauen entfernt sich die Haare an den Beinen nicht. Diejenigen, die sich die Beine dennoch rasieren, haben nicht den bei weißen Frauen genannten sozialen Druck als Hauptgrund angegeben. Das liegt möglicherweise daran, daß bei der Werbekampagne für Haarentfernungsmittel eindeutig weiße Frauen als Zielgruppe angesprochen sind, denn man betont hier vor allem, daß das Rasieren die Haut weiß und glatt mache.

Zwischen 1940 und 1980 scheint die Konvention, daß der Frauenkörper haarfrei sein muß, vor allem ein amerikanisches Phänomen gewesen zu sein, das von den europäischen Frauen zunächst nicht übernommen wurde. In den 70er Jahren wurde dieser Widerstand jedoch unterwandert, indem andere kulturelle Normen, die von der Frauenbewegung in den USA eingeführt worden waren, nach Europa gelangten. In den letzten 15 Jahren hat die Norm dann schließlich den Atlantik überquert und ist sowohl in Westeuropa als auch in Israel zum Standard bei vielen Frauen geworden, die sich nach dem neuen Schönheitsideal richten.

Die Schamhaare haben ihre eigene und besondere Geschichte. Es war nicht wie die andere Körperbehaarung der Frau den Konventionen für Schönheit unterworfen, da es nicht sichtbar ist, auch wenn Frauen es gelegentlich am Ansatz rasieren, wenn sie Tangahosen oder Bikinihosen tragen wollen. Grundsätzlich läßt sich feststellen, daß das Schamhaar in Europa als sexuell attraktiv empfunden wird, auch wenn Künstler wie Michelangelo, Raffael und Botticelli es auf ihren Gemälden ausgespart haben. Sie haben es womöglich nicht abgebildet, weil Körperhaar das Tierische im Menschen zu stark betont hätte. Im 16. Jahrhundert ist man meist davon ausgegangen, daß kräftiges Schamhaar beim Mann und bei der Frau die sexuelle Potenz anzeige. Genauso wie bereits früher volles Kopfhaar als Zeichen für Fruchtbarkeit und Potenz galt. Giovanni Batista della Porta, einer der großen Physiognomen des 17. Jahrhunderts, behauptete, daß kräftiges Schamhaar bei der Frau ein Zeichen sexueller Potenz sei. Nicolas Venette, ein französischer Arzt, hat im 18. Jahrhundert das gleiche für die Männer behauptet.[20] Im 19. Jahrhundert wies ein anderer französischer Arzt, Félix-Alexandre Roubaud, darauf hin, daß die Menge, die Farbe und der Grad der Lockigkeit des Schamhaars ein Maßstab für die ›Energie‹ der Genitalien sei. Umgekehrt meinte er, eine geringe Schambehaarung bei Frauen sei ein Zeichen von Frigidität:

> »Ist das Haar hell, fein, sparsam und glatt, so zeigt dies einen Mangel an Vitalität an, aber bei einem leidenschaftlicheren Naturell bedecken kleingelockte Büschel die Scham.«[21]

Eine Kollegin von ihm, Louise Martineau, meinte wiederum, die Größe der Geschlechtsorgane hänge von der Schambehaarung ab, die sie bedecke. Sie meinte sogar, daß die Fülle des Haares darüber Aufschluß gebe, wie perfekt die Organe entwickelt seien.[22] Das gleiche behauptete der deutsche Gynäkologe Plant, der im »Centralblatt für Gynäkologie« 1896 über eine Frau mit einem rudimentären Uterus und Ovarium schrieb, die so gut wie kein Schamhaar oder Achselhöhlenhaar besaß, obwohl ihr Kopfhaar lang und kräftig war.

Diese Ansichten führten aber auf der anderen Seite dazu, daß eine starke Körperbehaarung mit etwas Grenzüberschreitendem im Charakter der jeweiligen Frau in Verbindung gebracht wurde. Vor allem zur Zeit des Fin de siècle, als das weibliche Geschlecht offenbar Anlaß zu allerlei Spekulationen gab und es innerhalb der Wissenschaft weitverbreitet war, Weiblichkeit zu dämonisieren. So stellte der italienische Arzt Antonio Marro Ende des 19. Jahrhunderts fest, daß straffällig gewordene Frauen oft eine besonders kräftigere Behaarung besäßen.[23] F. Cascella beschrieb zu Beginn des 20. Jahrhunderts, daß Frauen, die unter Hirsutismus litten, gleichzeitig starke sexuelle Lust verspürten und schließlich geisteskrank wurden.[24] In Dänemark hat 1894 der Forscher Rudolph Berg einen Rapport über 2 200 junge dänische Prostituierte veröffentlicht, bei denen oft ein ungewöhnlich dichtes Schamhaar zu beobachten sei. Zum gleichen Resultat kam drei Jahre später der italienische Forscher Giovanni Battista Moraglia, der Prostituierte mit anderen Frauen verglich und festzustellen glaubte, daß sowohl ausgeprägtes Schamhaar als auch viele Flaumhärchen im Gesicht Indikatoren für eine ausgeprägte Sexualität seien. Ein anderer Italiener, Cesar Lombroso, berichtete 1895, daß Prostituierte gewöhnlich stark behaart seien.[25]

Nun helfen diese Verlautbarungen einem Mann, der sich bei der Wahl des Sexualpartners an der Fülle des Kopfhaares orientiert, kaum weiter, da dies nicht mit der Fülle der Körperbehaarung korrespondiert. Der Sexologe Havelock Ellis hat deshalb vorgeschlagen, auf die Augenbrauen zu achten, da er meint, kräftige Augenbrauen zeigten eine starke Schambehaarung an. Trotz dieser zahlreichen Spekulationen: Man kann nichts an dem Grad der Behaarung ablesen. Sie ist in hohem Maße durch die Volksgruppe, der man angehört, bedingt und wird vererbt. Die moderne Endokrinologie geht so auch nicht auf die vielen Spekulationen ein, sondern weist nur darauf hin, daß eine Übersekretion von Androgenen, die den männlichen Haarwuchs bei Frauen bedingen, offenbar mit einer gesteigerten Sexualität in Verbindung gebracht wurde. Einige Frauen haben aus diesem Grund Androgene verschrieben bekommen, um deren Geschlechtstrieb zu stimulieren, mit den Nebeneffekten einer stärkeren Gesichtsbehaarung und einer tiefer werdenden Stimme.

Zusammenfassend kann man sagen, daß eine kräftige Körper- und Schambehaarung bei Männern wie bei Frauen in der Vergangenheit mit einer starken Sexualität assoziiert wurden. Bei Frauen ist sie darüber hinaus auch noch mit Neurosen und Nymphomanie in Verbindung gebracht worden: eine recht zweifelhafte Diagnose.

Geht man von Freuds Verständnis des Schamhaars als ein Art Schutzschild aus, das sich wegen einer physiologisch bedingten Schamhaftigkeit bildete, so ist ein rasierter Frauenschoß in diesem Zusammenhang ein interessantes Phänomen. Deutet man es für sich genommen als eine Art entschleiernde Selbstdarstellung der Frau, so kann man das Rasieren des Schamhaares als provozierenden Protest gegen diese konventionelle Schamhaftigkeit verstehen. In der Pornographie hat es aber genau den entgegengesetzten Symbolwert. Hier fungiert die Entfernung der Schamhaare und die totale Bloßlegung der Geschlechtsteile als Aufmunterung für den Voyeur. Es ist Symbol für das wehrlose Preisgegebensein. Gleichzeitig trägt es zur Anonymisierung des Körpers bei, was es einfacher macht, ihn zu mißhandeln. Die pornographische Regie basiert auf dem Gegensatz zwischen Beherrschen und Beherrschtwerden. Hierbei ruft der haarlose Frauenkörper Assoziationen mit der kindlichen Unreife wach und ist Ausdruck der Kontrolle über die ausgebildete Sexualität der Frau. So wie das Kind der Autorität der Erwachsenen unterworfen ist, wird die Frau hier der sexuellen Autorität des Mannes ausgeliefert, was sich in erniedrigenden Strafen äußert. Ein vielsagendes Beispiel führt Pauline Réage in ihrem Buch *O's historie* (1968) an, in dem sie beschreibt, wie O gradweise auf die Vollkommenheit ihrer Persönlichkeit verzichten muß, um sich einer Reihe sadomasochistischer Handlungen hingeben zu können. Ihre Schamlippen sind mit Eisenringen durchbohrt, und ein Kind bekommt dann die Aufgabe, sie mit Hilfe einer daran befestigten Hundeleine hinter sich herzuziehen. Am Ende des Roman beschließt ihr ›Herrscher‹, daß ihr Haar vollständig entfernt werden solle. Nur so sei sie vollkommen nackt:

»Es waren eher die frischen Striemen als die Eisenringe und Male auf O's Lenden, die die junge Frau im Schönheitsinstitut verwirrten, in das sich O am nächsten Tag begab, um sich die Haare entfernen zu lassen. O konnte so oft beteuern, wie sie wollte, daß die Entfernung der Haare mit Hilfe von Wachs, bei der man das festgewordene Wachs, in dem die Haare sitzen, mit einem Ruck auszieht, nicht weniger schmerzhaft sei als ein Peitschenhieb. Sie wiederholte es immer wieder, um wenigstens zu versuchen, ihr klarzumachen, daß, wenn die Bitte um Enthaarung sie auch befremdete, dann doch zumindest die Tatsache, daß es sie glücklich machte, die Angestellte des Instituts dazu bringen sollte, ihren Wunsch zu akzeptieren. Aber es gelang ihr nicht, die Verärgerung und die Furcht zu zerstreuen. Die einzige Wirkung von diesen Versuchen O's, die Frau zu beruhigen, war, daß das Mitleid, das ihr zu Anfang entgegengebracht wurde, in Furcht umschlug. Wie freundlich sie sich auch bedankte, als es überstanden war, also als sie die Kabine verließ, in der sie auf einem Tisch mit gespreizten Beinen festgeschnallt worden war, und wieviel sie ihr auch bezahlte, so hatte sie dennoch das Gefühl, eher fortgejagt zu werden als bloß ein Schönheitsinstitut zu verlassen.[26]

# HAAR, IDEOLOGIE UND PERSÖNLICHKEIT

Einer englischen Kellnerin, Judith Quirst, wurde 1980 fristlos gekündigt, weil eine Kunde sich wegen der Haare an ihren Beinen belästigt fühlte. 1983 wurde Peter Mortiboy bei Rolls-Royce gefeuert, weil sein zehn Zentimeter langer Bart als »Sicherheitsrisiko« bezeichnet wurde. Das soziale Umfeld fühlte sich in beiden Fällen durch das Haar extrem provoziert, obwohl es vielleicht gar nicht als Provokation von seiten der Angestellten gedacht war. Es ist aber durchaus möglich, daß in anderen Fällen der Körper bewußt dazu benutzt wird, eine ideologische Zugehörigkeit zu signalisieren. Protestiert man gegen die konventionellen Geschlechterrollen, so findet das oft seinen Ausdruck in der Opposition gegen die gültigen Haarkonventionen. In den 80ern ließ sich der Popstar Sinead O'Connor das Kopfhaar rasieren, um damit klarzustellen, daß sie nicht als Sexobjekt betrachtet werden will. Sie stellte hiermit die verbreitete Vorstellung in Frage, daß eine Frau ohne ihr Haar keine richtige Frau sei. Auch andere Frauen, wie zum Beispiel Grace Jones, rasierten sich die Haare. Broby-Johansen hat die Frauen, die es wagen, sich eine Tonsur zu schneiden, Amazonen genannt, denn sie täten damit kund, daß sie sich in der Offensive befänden. Man verweist auf das lange Haar als eine der vielen Fesseln, mit denen die Frau in der patriarchalischen Gesellschaft an ihre geschlechtliche Unterlegenheit gebunden sei. Bei Naturvölkern, die eine matriarchalische Gesellschaftordnung haben, zum Beispiel bei den Tschambuliern in Neuguinea, sind es üblicherweise die Frauen, die kurze Haare haben, während die Männer viel Zeit damit verbringen, ihr langes Haar zu frisieren, sich Zöpfe zu flechten oder Locken zu drehen. Feministinnen opponierten auch gegen künstlichen Augenbrauen, Haarlack und toupiertes Haar. Lily Tomlin ließ sich mit Achselhaar fotografieren. Die meisten Frauen rasierten sich aber weiterhin die Beine und zupften sich die Augenbrauen. Behaarte Beine, ungezupfte Augenbrauen und unrasierte Achselhöhlen wurden so zum Symbol des Feminismus und Ausdruck des Protests gegen stereotype Rollen. Der feminine Modestil wurde als narzißtisch bewertet, als politisch repressiv, selbstzerstörerisch und nicht geeignet, ein offenes und freies Leben zu führen. Dies schreibt zum Beispiel Germaine Greer im *Weiblichen Eunuch* (1971):

> »Die logische Begründung dafür, daß man die Haare entfernt, ist primitiv. Man geht fälschlicherweise davon aus, daß Sexualität etwas Animalisches sei, obwohl es ja gerade das Merkmal des Menschen ist, das sexuell aktivste Tier zu sein. Gerade der Mensch kopuliert unabhängig von dem Fortpflanzungsinstinkt. Die Leute verstehen das Haar als eine Art Fell, als ein Beweis für das Animalische und damit auch als Zeichen für eine aggressive Sexualität. Männer interessieren sich

für diese Form von Sexualität. Gleichzeitig werden sie dazu ermuntert, Konkurrenzfähigkeit und ihre aggressiven Instinkte zu entwickeln. Frauen unterdrükken dies, und sie unterdrücken damit auch ihre Lebenskraft und Libido. Wenn sie nicht schon selbst Abscheu vor ihrer Körperbehaarung empfinden, so schaffen es auf jeden Fall andere, daß sie die Körperhaare entfernen wollen. In extremen Fällen rasieren sich die Frauen auch das Schamhaar und zupfen es aus, um so noch infantiler und geschlechtsloser sein zu können.[27]

Die einzige Haarzone, deren mögliche Symbolik nur selten diskutiert wird, ist die Gesichtsbehaarung. Sie gilt bei Frauen im großen und ganzen als unerwünscht, wenn auch weniger störend, wenn sie in der jeweiligen Volksgruppe normalerweise auftritt. Die wenigen Ausnahmen, bei denen die Frauen davon absehen, sich die Gesichtsbehaarung zu entfernen – trotz der Reaktionen, die sie dadurch hervorrufen –, zeigen, daß Haare im Gesicht einer Frau weit mehr eine Mißachtung der konventionellen Normen bedeuten, als dies bei behaarten Beinen und Achselhöhlen der Fall ist. Früher wurden solche Frauen als Hexen bezeichnet. Heute werden sie als maskulin und lesbisch bezeichnet. Ein Reihe von Lesben unterlassen daher auch bewußt, sich die Gesichtsbehaarung zu entfernen und sich der weiblichen Norm anzupassen. Frida Kahlo hat dies in ihrer Bildkunst noch deutlicher gemacht, indem sie ihren Lippenbart in Selbstportraits dunkler gemalt hat, als er wirklich war.

Umgekehrt erfüllen sich auch Männer den Wunsch, ihre Kleidung und ihr Auftreten feminin erscheinen zu lassen, indem sie auch die Normen für weibliche Behaarung erfüllen und so ihr Aussehen dem der Frauen anpassen. Genau wie homosexuelle Männer, die die feminine Rolle übernommen haben, rasieren sich Transvestiten meist Beine, Arme und Achselhöhlen.

Die Hippie-Bewegung, eine soziale Bewegung, die auf vielen Ebenen ein Protest der Mittelklasse war, richtete sich gegen das Militärische und Unnatürliche in der Gesellschaft. Haare waren eins der wichtigsten Ausdrucksmittel des Protests: das lange Haar der Frauen, nicht künstlich gefärbt, gelockt oder mit Haarspray frisiert, und das lange Haar der Männer, völlig anders als das ihrer Väter, und die Bärte, die sie von den Frauen unterschieden. Auf diese Weise demonstrierten beide Geschlechter mit Hilfe des Körpers ihren Protest gegen die Mehrheit und hielten gleichzeitig den Gegensatz der Geschlechter aufrecht. »Hair« war der Titel des Musicals, das sich der Hippie-Bewegung verschrieben hatte. Es war aber auch charakteristisch für die Zeit, in der Afrofrisuren in Mode waren und verstärkt auf die Rechte der Schwarzen hingewiesen wurde. Der zentrale Song, zu dem die Sänger ihre beeindruckende Haarmähne hin und her bewegten, ist die Hymne an das Haar:

»Es gibt keine Worte für die Schönheit,
die Pracht und das Wunderbare von meinem
Haar, Haar, Haar, Haar, Haar, Haar, Haar,
Haar.

Ich will es lang, glatt, gelockt, wild, struppig,
durcheinander, glänzend, feucht,
gewunden, geschmückt, geflochten, gepudert,
voller Blumen und Konfetti,
gewellt, verfilzt, verziert mit Pailletten und
Spaghetti.«

Es dauerte nicht lange, bis es zur Gegenreaktion kam: die Skinheads. Auch sie waren gegen das etablierte System, jedoch aus anderen Beweggründen. Sie konnten die Hippies nicht ausstehen, vor allem, weil diese sich nicht männlich gebärdeten. Sie galten als feminin und verweichlicht. Im Gegensatz zu den Hippies schufen sich die Skinheads ein aggressives, puritanisches Aussehen. Sowohl mit ihren Attitüden als auch mit ihrem kurzrasiertem Haar waren sie ein fernes Echo auf die Rundköpfe, die Anhänger Cromwells im 17. Jahrhundert, die in Opposition zu den Royalisten standen. Letztere trugen lange Haare und oft Perücken. Aber im Gegensatz zu den ›Rundköpfen‹ hatten die Skinheads kein politisches Ziel. Die Werte, die von der jungen Mittelklasse als positiv betrachtet wurden, zum Beispiel Natürlichkeit und Pazifismus, wurden von der jungen Arbeiterklasse als negativ verworfen. Dies demonstrierten sie unter anderem damit, daß sie sich die Haare extrem kurz schneiden ließen und gleichzeitig triumphierend behaupteten, die Frisur sei bei Prügeleien praktisch. Sie hätten kein Haar, an dem die Polizei sie festhalten könne. Außerdem sei das kurzgeschorene Haar einfacher sauber zu halten. Im Ausgleich dazu mußten sie sich die Mühe machen, den Unterschied zwischen ihrem Haarschnitt und einem Bürstenhaarschnitt zu erklären, der ursprünglich vom deutschen Militär während des Ersten Weltkriegs getragen wurde, später von den amerikanischen Matrosen übernommen wurde und schließlich bei der Zivilbevölkkerung in den 50er Jahren populär wurde. Der Bürstenhaarschnitt sei an den Seiten kurz, oben flach, sagten die Skinheads. Ihr kurzgeschorener Haarschnitt sei bedeutend komplizierter, unter anderem, weil man jeweils selbst entscheiden müsse, wie lang die Haarstoppeln sein sollten und dem Friseur dementsprechende Anweisungen geben müsse. Das kam sie vergleichsweise teuer zu stehen und führte dazu, daß sie sich schließlich das Haar alle gleich lang schneiden ließen. Die Friseure, die sich auf die Wünsche eingestellt hatten, boten vier verschiedene Längen sowie die Möglichkeit an, von dem Scheitel bis zur Stirn unterschiedliche Längen rasieren zu können.

Später folgten die Punks. Der Name kam aus der Umgangssprache und bedeutete Rowdy und Wandale. Mit ihren Hundehalsbändern und Sicherheitsnadeln in den Ohren taten sie alles, um das Establishment vor den Kopf zu stoßen. Einige ließen auf ihre kurzgeschorenen Köpfe beispielsweise aggressive Botschaften mit Wasserfarbe schreiben. Auch ihr Haarschnitt war auffallend: unterschiedliche Haarlängen, kurz hier, lang dort, vorzugsweise in verschiedenen, schockierenden Tönen gefärbt oder kahlrasiert, mit einem Streifen Haare in der Mitte à la Mohawk, dem Irokesen. Andere trugen enorme Hahnenkämme, mit Vaseline und Haargel zurechtgemacht. Interessanterweise trugen beide Geschlechter die gleichen Frisuren, vielleicht als eine Art Opposition gegen die übertriebene Betonung der Geschlechtsunterschiede.

In den 70er Jahren fielen Bob Marley und seine Fans mit ihren sogenannten Dreadlocks auf, bei denen das Haar in lange Zöpfe geflochten wurde. Dies galt als Frisur der Anhänger der politisch-religiösen Rastafari-Bewegung, die ursprünglich von den mittellosen Einwohnern Jamaikas stammte. Um völlig authentisch zu sein, mußte man bei den Dreadlocks von Natur aus gelocktes Haar haben, das im Laufe der Zeit zu langen Haarsträhnen verfilzte. Danach mußte man aber einige Zeit darauf verwenden, das Haar wieder zu waschen und mit Ölen zu behandeln, aber nicht mehr, um weitere Strähnen oder Zöpfe zu flechten. Weiße, die dieser Mode folgen, aber kein krauses Haar hatten, mußten sich anders behelfen. Künstliches Haar, das in das eigene Haar hineingeflochten wurde, schuf eine recht überzeugende Kopie echter Dreadlocks. Dabei mußte warmer Wachs verwendet werden, damit das echte und das künstliche Haar zusammenhielten. Dadurch war das Waschen und Frisieren der Haare nicht mehr möglich. Die einzige Möglichkeit, die Dreadlocks wieder loszuwerden, war, sie abzuschneiden.

In den 90er Jahren geht es dann nicht mehr so sehr darum, durch die Wahl der Frisur eine Ideologie zu demonstrieren, als vielmehr darum, anders auszusehen und so Aufmerksamkeit zu erregen. Nur in der deutlichen Unterscheidung zu den anderen ließ sich nun eine eigene Identität greifbar machen. Die Jugendlichen, die Wert auf ihr Image legen, experimentieren mit unterschiedlichen

Frisuren, eine Mischung aus Punk, Rastafari, Hare Krishna, asiatischem und afrikanischem Stil: alles mit dem Ziel, damit etwas über den eigenen Typ und die eigene Persönlichkeit zu signalisieren. »I need to be myself, I can't be no one else«, singt die britische Gruppe Oasis, die den Zeitgeist gut zu repräsentieren scheint. Das wird mit dem Haarkult bekräftigt, dessen Zeuge wir sind und der sich in Frisuren, die Aufsehen erregen wollen, äußert. Sie bestehen aus ungleichen Büscheln, eingefettet mit Daxwax oder aus Goa-hippie-Zöpfen, die an Antennen eines Sendewagens erinnern, oder aus kurzgeschorenen Partien, verteilt über den ganzen Kopf. Die Farben reichen von Neongrün über Himmelblau bis leuchtend Rot und gebleichtem Gelb. Es ist wichtig, daß die Frisur neue Gedankenwelten und Aufruhr gegen das Langweilige und das Konforme ausstrahlt und gleichzeitig darüber Auskunft gibt, welcher Subkultur man angehört. Umgekehrt kann man auch etwas von einer anderen Subkultur entlehnen, ohne notwendigerweise etwas mit dieser Subkultur zu tun haben zu müssen. Ein Mann mit Pferdeschwanz kann zum Beispiel zum Establishment gehören. Gerade das macht die Freiheit aus: von überallher etwas übernehmen und sich so einen individuellen Stil schaffen. Abgesehen von der Tatsache, daß die unterschiedlichen Frisuren Ausdruck von Modewellen sind, sind sie inzwischen auch eine Art Orientierungshilfe. Sie stehen jedoch auch für die Angst, von sich aus nichts zu sein, bedingt offenbar durch die auf uns einwirkende Informationsflut und einen Mangel an Kontinuität und Halt in unserer Kultur.

## Haar und Persönlichkeit

Eine Frisur kann völlig unpassend wirken, nicht nur im Verhältnis zu den Konventionen der jeweiligen Zeit, sondern auch im Hinblick auf die soziale Gruppierung oder dem Geschlecht, der bzw. dem diese Person angehört. Sie kann aber Ausdruck für etwas Charakteristisches der betreffenden Persönlichkeit sein, das sich genau in dieser speziellen Art, wie die Haare geschnitten und frisiert sind, manifestiert.

Generell kann man sagen, daß die ständig wachsende Anzahl an Friseursalons, insbesondere für junge Leute, zeigt, daß viele das Bedürfnis haben, jemanden zu haben, der ihnen dabei behilflich ist, sich Selbstachtung zu verschaffen oder sich diese mindestens zu bewahren. Sie verstecken damit ihre Minderwertigkeitskomplexe anstatt sie zu kompensieren. Dies sei auch dafür verantwortlich, daß immer seltener künstliche Haarfarben, Toupets und Perücken Anwendung finden. Dies kann man bei beiden Geschlechtern konstatieren, und es trifft zugleich für die ältere Generation zu. Den soziologische Hintergrund hierfür bildet die Konsumgesellschaft.

Der englische Psychologe Paul Rom hat sich zu Anfang der 70er Jahre mit dem Verhältnis von Frisur und Lebensstil beschäftigt. Er nennt einige Beispiele dafür, wie Personen ein besseres Selbstwertgefühl entwickelten, indem sie sich eine ausgefallene Frisur zulegten. Ein junger Mann ließ sich einen peppigen Backenbart stehen, als dies völlig unmodern innerhalb seines Umfelds war. Es war Ausdruck seiner Vorstellung, auf diese Weise einzigartig zu sein, eine Vorstellung, die man an ihm auch anderweitig beobachten konnte. Wenn er zum Beispiel mit seinen Freunden zusammensaß, die alle Bier tranken, so war er der einzige, der Milch bestellte. Er betonte oft, daß es etwas Besonderes für ihn war, eine Frau aus dem Ausland geheiratet zu haben. Wenn er ausging, trug er stets einen in Paris gekauften ›Künstlerhut‹, was in der kleinen Stadt, in der er wohnte, viel Aufsehen erregte.

Unmittelbar bevor er an einer Schule unterrichten sollte, wohlwissend, daß er »gefährliche« Mädchen vor sich haben werde, ließ er sich einen Schnurrbart und Backenbart stehen, um sein Prestige als Lehrer geltend zu machen. Als er dann aber keine ›Gefahren‹ zu bestehen hatte, rasierte er sich eines schönen Tages den Backenbart und den Schnurrbart wieder ab, mit der Erkenntnis, daß der ausgeprägte Individualismus in seinem sozialen Umfeld nicht unbedingt als Ideal angesehen wurde.

In der Universität, einige Jahre zuvor, war er noch Opfer dieser Wahnvorstellung gewesen, die er nun durchschaute. An der Uni hatte er sich plötzlich einen Bürstenhaarschnitt mit der Begründung schneiden lassen, daß er auf diese Weise Zeit bei der Haarpflege sparen würde und deshalb mehr für die Revolution des kapitalistischen Systems arbeiten könnte. Seine weniger neurotischen, möglicherweise aber im Sinne der Revolution effektiveren Freunde veränderten ihre Frisur im Gegensatz zu ihm nicht. Immerhin blieb ihm der Schock in Erinnerung, den er seiner verhaßten Stiefmutter damit versetzte.

Eine ausgefallene Frisur kann deswegen eines von vielen Zeichen dafür sein, daß es einem Menschen an Selbst-

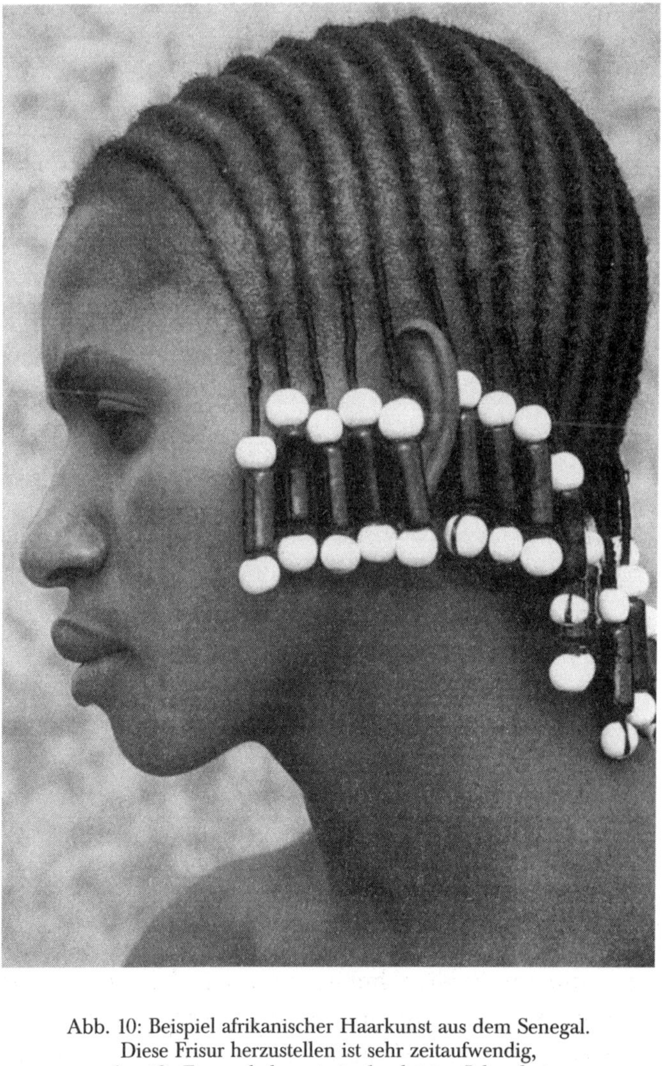

Abb. 10: Beispiel afrikanischer Haarkunst aus dem Senegal.
Diese Frisur herzustellen ist sehr zeitaufwendig,
und weiße Frauen haben sie in den letzten Jahrzehnten
häufig und gern nachgemacht.

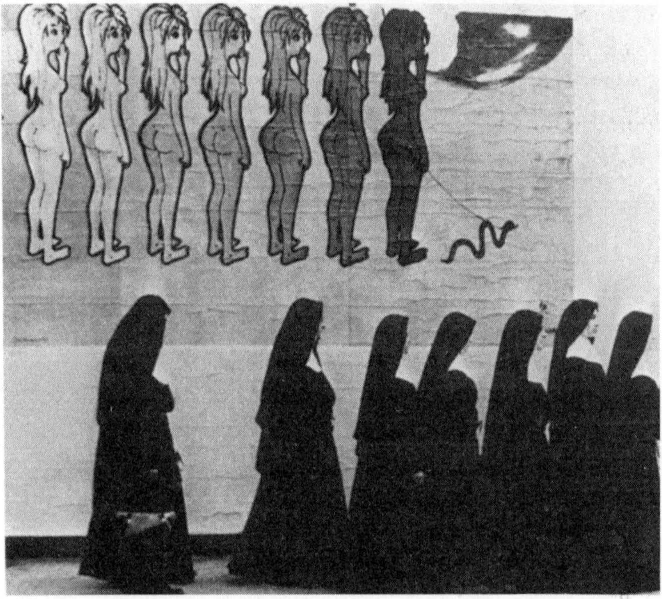

Abb. 11: Eine Gruppe Nonnen geht an einer Plakatwand vorbei, auf der die haarschönen Töchter Evas abgebildet sind. Das Abschneiden der Haare und das Tragen eines Schleiers ist bei den Nonnen Ausdruck der Keuschheit.

vertrauen mangelt und so den Wunsch äußert, anders wahrgenommen zu werden, als er ist. In manchen Fällen kann man es aber auch als Ausdruck eines Überlegenheitskomplexes deuten. Eine ausgefallene Frisur kann eine Distanz zur Umwelt zum Ausdruck bringen, eine Distanz, zu der man entweder gezwungen wurde oder die man aus freiem Willen selbst gewählt hat. Ein Beispiel dafür sind die römisch-katholischen Weiherituale, wenn man in ein Kloster eintritt. Die Mönche und Nonnen bekommen eine Tonsur rasiert bzw. das Haar kurzgeschoren, mit dem Ziel, einen psychologischen Abstand zum weltlichen Leben zu erzeugen. Auch die festgeflochtenen Zöpfe der Mandarine im alten China sind ein solches Beispiel. Sie wurden eingeführt von den Manchu-Herrschern, bei denen der Zopf als Standeszeichen der chinesischen Beamten fungierte. Diese Frisur wurde übrigens von den Offizieren im preußischen Heer Friedrichs des Großen imitiert, die mit einer Schleife zusammenhaltene Zopfperücken trugen. Ein anderes Beispiel hat Paul Rom in dem autobiographischen Roman *Report to Greco* des griechischen Schriftstellers Nikos Kazantzaki von 1965 entdeckt, der von einem jungen Mann handelt, der aus Kreta stammt und dem als Kind beigebracht worden war, daß Gott der Schöpfer des Universums und der Menschen sei. Dieser Glaube wird plötzlich erschüttert, als seine Lehrer beginnen, ihm von der Evolutionstheorie zu erzählen. Als Erwachsener erinnert er sich daran, was für eine Wirkung dies auf ihn hatte:

> »Meine Desillusion und Verbitterung erstreckte sich über Monate. Wer weiß, vielleicht bin ich noch immer nicht damit fertig. Auf der einen Seite des Abgrunds stand der Affe, auf der anderen der Klostervorsteher. Ein Seil wurde zwischen diesen beiden gespannt, quer über das Chaos hinweg, und ich balancierte über dieses Seil, ständig in der Angst hinunterzufallen. Es war eine schwere Zeit für mich. Die Ferien hatten begonnen. Ich schloß mich mit einer Unmenge ausgeliehener Bücher über Tiere, Pflanzen und Sterne in das Haus

> ein, saß Tag und Nacht über ihnen wie ein Mann, der dabei war zu verdursten und der sich Hals über Kopf in einen Bach stürzt, um zu trinken. Ich ging nicht vor die Tür. Ich rasierte in vollem Bewußtsein die Hälfte meines Kopfhaares, und als meine Freunde von draußen nach mir riefen und fragten, ob ich nicht irgendwohin mitkommen wolle, steckte ich den Kopf aus dem Fenster und fragte: »Könnt ihr mich nicht sehen? Wie kann ich ausgehen, wenn ich so aussehe?« So zog ich mich wieder auf meine Studien zurück und lauschte erleichtert ihrem höhnischen Lachen, während sie sich entfernten.«[28]

Während die Verhaltensmuster bei einer ausgefallenen Frisur also von der Vorstellung, einzigartig zu sein, geprägt sein kann, so drückt das Zitat aus *Report to Greco* aus, daß die Veränderung einer Frisur auch von dem Wunsch nach einer vorläufigen Isolation geleitet sein kann. Der junge Kreter wollte mit sich selbst ins reine kommen, ohne dafür Erklärungen abgeben zu müssen, die wahrscheinlich sowieso niemand hätte hören wollen.

# DIE PERÜCKE ALS STATUSSYMBOL

Dänemark importierte 1994 insgesamt neun Tonnen Perücken, künstliche Bärte und künstliche Augenbrauen. Die Perücken, die aus Menschenhaar hergestellt werden, stammen meist aus Korea, Thailand oder China. Ein Großteil der Perücken wird dazu verwendet, Dünnhaarigkeit oder Glatzköpfigkeit, die hormonell bedingt ist oder als Folge von Alter und Krankheit auftritt, zu verbergen. Aber auch als Verkleidung werden Perücken verwendet: so in der Film- und Schauspielbranche oder in Travestieshows. Historisch gesehen war die Perücke das Kennzeichen der Elite. Schwere physische Arbeit ließ sich kaum mit einer derartigen Kopfbedeckung verrichten. Die Perücke wurde so zum sichtbaren Zeichen dafür, daß man nicht darauf angewiesen war, körperlich zu arbeiteten. Mit einer Perücke auf dem Kopf *war* man jemand. Sie fand auch am Hof des Sonnenkönigs Verwendung, ebenso im alten Ägypten. Sie signalisierte Macht und hohen gesellschaftlichen Rang.

## Die alten Ägypter

Im Metropolitan Museum in New York sind einige Statuen der Königin Hatschepsut, um das Jahr 1480 v. Chr.

entstanden, ausgestellt. Sie zeigen die Königin mit einem künstlichen, nach oben gekehrten Bart. Der nach oben gekehrte Bart war eigentlich nur den Göttern vorbehalten. Bärte – echte oder unechte – durften ansonsten nur von Personen mit hohem sozialen Status getragen werden; die längeren Bärte waren wiederum speziell der Oberklasse vorbehalten. Zeitweise waren die Bärte zu Zöpfen geflochten, was man später insbesondere als Schmuck der Könige auf Goldschmiedekunstwerken abbildete. In vieler Hinsicht war die Stellung der Frau im alten Ägypten einzigartig. Feste Habe wurde beispielsweise an die weiblichen Nachkommen weitervererbt, also von der Mutter an die Tochter. Das gleiche wurde bei der Thronfolge geltend gemacht. Das hieß, daß der König nur so lange Macht besaß, wie die Königin am Leben war. Wenn die Königin starb, verlor er die Macht, und sie ging an die Königstochter und deren Mann, die dann ihrerseits die Thronfolger waren. Die berühmte Königin Nofretete – sie lebte um 1374 v. Chr. – ist meist entweder mit glattgeschorenem Kopf oder mit einem speziellen Haarschmuck abgebildet worden, entweder einem Horn oder einer Sonnenscheibe, aber immer mit der heiligen Uräusschlange am Stirndiadem, die das Symbol der Sonne und für die legitime Königswürde war. Mit der Königin Kleopatra, die im Jahr 30 v. Chr. starb, endete dann die Geschichte der Unabhängigkeit Ägyptens, und das Land wurde eine römische Provinz. Auf den Abbildungen der zeitgenössischen Münzen ist Kleopatra mit natürlichem, hochgestecktem Haar abgebildet und mit einigen Zöpfen geschmückt, die möglicherweise künstlich hineingeflochten wurden, eine Frisur also, die sehr an die der römischen Matronen erinnert.

Auch wenn die Ägypter zu Anfang womöglich ihr natürliches Haar trugen, wurde es im Laufe der Zeit für Männer und Frauen üblich, sich die Haare abzurasieren und eine Perücke zu tragen. Diese Sitte hielt sich, bis Ägypten unter römischen Einfluß geriet. Die Perücken waren insofern sehr nützlich, als sie die Kopfhaut vor der Sonne schützten. Die genaue Ursache für das Abrasieren der Haare weiß man jedoch nicht. Es gab dafür sicher auch hygienische Gründe, da man auf diese Weise in dem warmen Klima Läuse von der Kopfhaut fernhalten konnte, und weil die Ägypter besonders gern komplizierte Frisuren trugen, die man nicht laufend erneuern konnte. Die Priester schoren sich ebenfalls das Kopfhaar, sie trugen jedoch keine Perücken. Dem griechischen Geschichtsschreiber Herodot, der im 5. Jahrhundert v. Chr. lebte, zufolge, hatten die Ägypter darüber hinaus die Angewohnheit, sich alle zwei Tage am ganzen Körper die Haare abzuschneiden, »damit weder eine Laus noch ein sonstiges Ungeziefer sich bei ihnen einniste, solange sie im Dienst Gottes stünden«[29]. Genauso machten es wohl die höheren Beamten, die ebenfalls keine Perücke trugen. Und genauso sind auf vielen Abbildungen Arbeiter mit einer Tonsur abgebildet. Jungen, manchmal auch Mädchen, waren kahlgeschoren bis auf eine lange, geflochtene und gedrehte Locke, die meist an der rechten Seite des Kopfes saß. Sie erinnert an die Haarlocke, die auch die Sueben, ein germanischer Stamm der Völkerwanderungszeit, an der rechten Seite des Kopfes trugen. Diese Sitte ist von vielen Naturvölkern bekannt. Immer dann, wenn das Haar des Kindes geschnitten wird, um es von Ungeziefer zu befreien, läßt man eine Locke an der Seite hängen, damit die Seele einen Zufluchtsort behält. Dies ist zum Beispiel Sitte bei dem Volksstamm der Batak auf Sumatra und den Toradja auf der Sulawesi-Insel in Indonesien.

Zu Beginn waren die Perücken der Oberklasse vorbehalten, aber mit der Zeit breitete sich die Mode auch auf andere Gesellschaftsschichten aus. In dem Maße, wie sich das Tragen einer Perücke auch in anderen Schichten einbürgerte, wurden die Perücken für die Oberklasse kunstfertiger und immer voluminöser. Es wurde nun nicht mehr versucht, sie wie echtes Haar aussehen zu lassen, sie sollten statt dessen vor allem auffällig und dekorativ sein. Die besten Perücken wurden aus Menschenhaar gefertigt, aber es wurde auch Wolle und Palmblattfasern dafür verwendet. Natürliches, dunkelbraunes Haar wurde hin und wieder gern getragen, aber meist war es üblich, das Haar der Perücken zu färben. Sowohl Henna als auch Indigo wurden dafür als Farbstoff verwendet. Schwarz war die beliebteste Farbe, wenn es auch im 12. Jahrhundert v. Chr. nicht ungewöhnlich war, dem Haar blaue und grüne Farbnuancen zu verleihen. Ob man jedoch Rot trug, läßt sich bezweifeln, da man Rot in Verbindung mit dem rothaarigen Gott Seth sah, der zwar einer der mächtigsten Götter war, mit der Zeit aber mit allem, was als böse, unrein und gewalttätig galt, in Verbindung gebracht wurde.

Der Gebrauch von künstlichem Haar war somit seit alters her bekannt, aber erst im 18. Jahrhundert wurden wieder Perücken in ähnlichem Umfang wie im alten Ägypten getragen. Nur im 16. Jahrhundert flammte kurz das Interesse an einer aufsehenerregenden künstlichen Haarpracht auf.

## Die Anatomie des Mißbrauchs

1583 kam die erste Ausgabe des Buches *Anatomie of Abuses* von dem Engländer Phillip Stubbes heraus – und wurde zu einem großen Erfolg. Schon zwei Jahre später war es in einer dritten Auflage auf den Markt. Es war unter anderem ein Buch über die Haarmode der Zeit, die Stubbes außerordentlich kritisch betrachtete und womit er – nach der Beliebtheit des Buches zu urteilen – nicht allein stand.

> »Wenn es wenigstens darum ginge, das eigene Haar in Locken zu legen oder hochzustecken – das tun aber nur einzelne Frauen –, wäre es eine Lappalie, obwohl auch dies natürlich schon gottlos und nicht zuzulassen wäre, da es für den Betrachter ein Zeichen von Hochmut und Leichtfertigkeit ist. Aber sie geben sich ja nicht mit ihrem eigenen Haar zufrieden und kaufen fremdes Haar, das von Hengsten, Stuten oder anderen eigenartigen Tieren stammt. Das färben sie so, wie es ihnen in den Sinn kommt. Hat aber eine mittellose Frau volles und schönes Haar (hin und wieder sehen

> wir, daß auch arme Frauen von Gott mit Schönheit gesegnet sind), dann geben die hochwohlgeborenen Damen keine Ruhe, bis daß sie ihr das Haar abgekauft haben. Und wenn die armen Leute Kinder mit schönem Haar haben, locken die vornehmen Damen diese zu abgelegenen Stellen und bitten sie für einen Penny oder etwas mehr, ihnen die Haare abschneiden zu dürfen, so wie es sich neulich hier in London zugetragen hat … Sie färben auch ihr eigenes Haar, wenn es ihnen nicht schön genug zu sein scheint … Wo das Haar ihnen von Gott also als Zeichen der Unterwürfigkeit gegeben worden ist und sie es deshalb schützen sollten, da haben sie es nun zum Schmuck des Hochmuts und der eigenen Verderbnis gemacht, ohne dies auch nur ansatzweise zu bereuen.[30]

Die verbreitete Auffassung, daß der Frau das Haar als Zeichen Gottes für ihre Unterworfenheit gegeben wurde, stammt zweifellos aus dem ersten Brief an die Korinther des Apostels Paulus. Hier heißt es, daß der Frau das lange Haar als Schleier gegeben sei, den sie als Zeichen der Autorität brauche, weil sie nur Abglanz des Mannes sei. Der Mann wiederum sei Abglanz Gottes und habe es nicht nötig, sich zu verhüllen. Die Klage über künstliches Haar ist nicht neu. Sie wurde schon im 3. Jahrhundert laut, als die Kirche festsetzte, daß es eine tödliche Sünde sei, Kunsthaar zu tragen. Der Kirchenvater Tertullian, einer der Theoretiker der christlichen Theologie, erklärte, daß jede persönliche Verkleidung eine Sünde vor Gott sei. Jede Perücke, jede Schminke und Puder seien eine solche Verkleidung und folglich Erfindungen des Teufels. Und er wies die Sünder darauf hin, daß das fremde Haar ja auf dem Kopf eines Verbrechers oder eines Aussätzigen gewachsen sein könnte. Wenn dies nicht half, erinnerte er die Leute daran, daß sie ja nicht mit einer Perücke geboren worden seien, und was ihnen nicht angeboren sei und somit nicht von Gott gegeben sei, könnten sie nur vom Teufel bekommen haben. Der Kirchenvater Clemens von Alexandrien, der 215 starb, argumentierte folgendermaßen:

> »Künstliches Haar sollte ganz und gar verboten werden. Es ist gottlos, sich den Schädel mit toten Locken zu schmücken. Wem geht der Diener Gottes da zur Hand? Wem huldigt er da?«[31]

Schminke, Puder, künstliche Locken, Haarschmuck und das Toupieren werden von ihm über einen Kamm geschoren, und sein Vorwurf richtet sich an Frauen wie Männer. Es werde durch diese Praktiken der Eitelkeit Vorschub geleistet, was für die Männer bedeute, daß sie weibisch würden. In den Augen von William Prynne, circa 1 400 Jahre später, war seine Warnung aber recht wirkungslos.

»Degeneriert« und »unnatürlich« sind die Schlüsselwörter in dem harten Angriff des Engländers 1628 auf das Tragen von Perücken und Haartollen, Locken und Zöpfen aus falschem Haar. Für ihn war es wesentlich, daß diese Haarmode die Menschen zu Hermaphroditen mache: Frauen würden dadurch zu Männern, weil sie sich nicht fromm zu den eigenen Haaren bekennen würden, die Gott ihnen geschenkt habe, und sich die Haare abrasieren ließen, um künstliches Haar zu tragen. Männer schließlich würden wegen ihrer Eitelkeit zu Frauen. Der Haarmode folge auch eine besonders weibische Weise, sich zu kleiden, sich zu gebärden und zu sprechen, wovon sich Prynne besonders stark abgestoßen fühlte.

In der zweiten Hälfte des 16. Jahrhunderts war es dann wieder zur Mode geworden, eine Perücke zu tragen. Die englische Königin Elisabeth I. hatte eine stattliche Sammlung an Perücken, die katholische Thronanwärterin Maria Stuart sogar eine noch größere. Über die französische Königin Marguerite de Valois wurde erzählt, sie halte sich blonde Pagen, damit diese sie mit blondem Haar für ihre Perücken versorgen könnten. Die französische Königin Katharina de Medici, die sehr zur Verbreitung der Perücken beitrug, bezahlte schriftlichen Quellen zufolge einer Frau fünf Sous für das Haar ihrer Tochter. Trug man keine Perücke, so färbte oder bleichte man zumindest das eigene Haar, besonders in Italien, wo ausgesprochen viele Frauen blondes Haar haben wollten. Für das Bleichen verwendete man zum Beispiel spezielle Schwefellösungen. In Venedig bleichten die Frauen ihr Haar auch auf speziell dafür eingerichteten Sonnenaltanen, wo sie in Abständen unter den sengenden Strahlen der Sonne saßen, sich darauf das Haar naß machten und wieder trocknen ließen, um so das Bleichen zu beschleunigen. In nicht wenigen Fällen hatte diese Prozedur nicht nur Haarausfall, sondern auch Nasenbluten, Kopfweh und entzündete Augen zur Folge. Die italienischen Ärzte warnten schon 1562 davor. Dr. Marinello informierte in einem Buch über die Gefahren des Haarfärbens und -bleichens. Dies alles betraf natürlich nicht den arbeitenden Teil der Bevölkerung.

## Das Haar am französischen Hof

Die große Zeit der Perücke wurde in Frankreich eingeläutet, als Ludwig XIII. wegen seiner Haarlosigkeit 1624 begann, eine Perücke zu tragen. Der gesamte Hof schloß sich ihm im Laufe der Zeit an, und es wurde Usus, eine Perücke zu tragen. Sein Thronnachfolger Ludwig XIV. hatte wiederum langes und kräftiges Haar, worauf er auch sehr stolz war. Trotzdem behielten die restlichen Höflinge, die sich an den glattrasierten Schädel gewohnt hatten, die Sitte bei, mit einer Perücke herumzulaufen. Die Perücken wurden hierbei desto größer und umfangreicher und auch extravaganter, je dünner das Haar des Königs wurde. Um nicht von seinen Untertanen in den Schatten gestellt zu werden, begann er im Alter von 35 Jahren, das eigene Haar ebenfalls mit falschen Haar zu ergänzen. Am Ende ließ er sich auch den Kopf kahlscheren und trug eine Perücke wie sein Hofstaat. Er behauptete, daß er über 40 Perückenmacher verfügte. Schon 1665 war der Perükkenmacher zu einem anerkannten Beruf geworden, so daß die französischen Perückenmacher sich zu einer Zunft zusammenschließen konnten.

Aber die Zeit des eigentlichen großen Durchbruchs der Perücken wurde das 18. Jahrhundert. Was die Männer be-

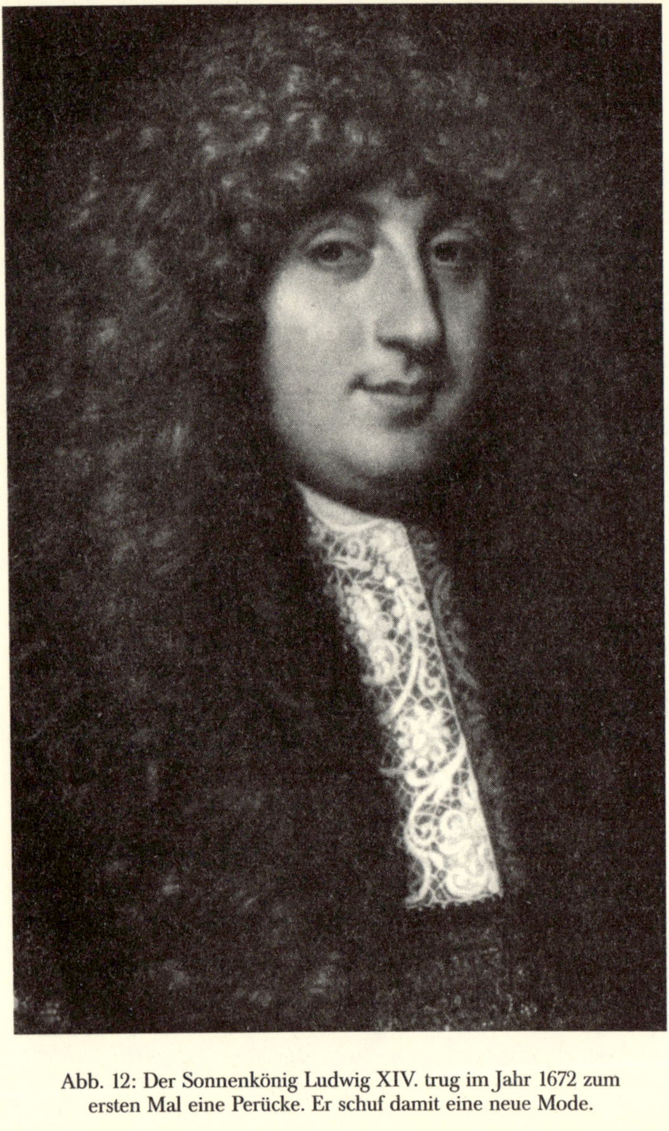

Abb. 12: Der Sonnenkönig Ludwig XIV. trug im Jahr 1672 zum ersten Mal eine Perücke. Er schuf damit eine neue Mode.

traf, waren nun alle möglichen Arten von Frisuren möglich, die zum persönlichen Geschmack, dem Alter und dem Beruf paßten. Für die Frauen wurde das Tragen der Perücke – es war nicht so verbreitet wie bei den Männern, auch wenn die Perücken in der zweiten Hälfte des Jahrhunderts phantastischer und voluminöser wurden – mit riesigen Metallkonstruktionen und verfilzter Wolle unterstützt. Die Perücken waren oft so hoch, daß eine Frau bei einer Kutschfahrt den Kopf zum Fenster hinausstecken mußte oder auf dem Boden des Wagens saß, damit das Haar Platz fand. Auf den Bällen mußten sich die Frauen davor in acht nehmen, daß ihr Haar sich nicht in den Kronleuchtern verfing, und nicht nur eine Frisur ging aus diesem Grunde zusammen mit dem Ballsaal in Flam-

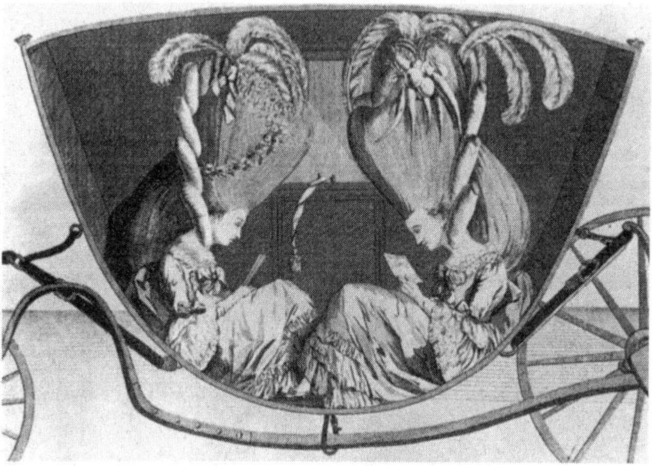

Abb. 13: Ein Stich von 1776. Man sieht, wie sich die Hofdamen auf dem Boden ihrer Kutsche zusammenkauern mußten, damit ihre Perücken und das aufgesteckte Haar darin Platz fanden.

men auf. Als die Frisuren so hoch wurden, daß die Frauen nicht mehr durch die Türen gehen konnten und auch in keinem Wagen mehr sitzen konnten, erfand ein Mann namens Beaulard eine mechanische Vorrichtung, die das Haar wiederaufrichten konnte, wobei das Haar mit Hilfe einer Feder gebeugt wurde, wenn dies notwendig war.

Was man sich für Mühe mit der Haarpracht gab, geht aus folgender Tagebuchnotiz in Madame von Oberkirchs Memoiren hervor:

> »An jenem gesegneten 6. Juni wurde ich im Morgengrauen geweckt. Ich mußte mein Haar gelegt und die ganze Toilette erledigt haben, bevor ich mich nach Versailles aufmachte, wo die Königin die Comtesse du Nord eingeladen hatte, zu deren Ehre eine Komödie aufgeführt werden sollte. Diese Hoftoilette war endlos, und der Weg von Paris nach Versailles ermüdend, insbesondere weil man in ständiger Angst war, daß einem die Unterröcke und der Faltenwurf zerdrückt würde. An diesem Tag probierte ich zum ersten Mal die neue Mode aus, die sich als nicht besonders kompliziert herausstellte: Ich trug im Haar ein paar Flaschen, die an die Form des Kopfes angepaßt waren, die etwas Wasser enthielten, damit die Blumen in meinem Haar frisch blieben, wenn sie mit ihren Stielen dort hineingestellt wurden. Man sagt, daß dies nicht immer funktioniere, aber wenn dies klappt, ist der Effekt verblüffend gut. Nichts sieht besser aus als ein Blumenkranz als Krone auf der schneeweiß gepuderten Pyramide der Haare.«[32]

Der Phantasie waren, was die Dekoration des aufgesteckten Haars anging, nahezu keine Grenzen gesetzt. Eine der berühmtesten Dekorationen auf den aufgetürmten Frisuren war diejenige, die man *à la belle Poule* nannte und die eine genaue Miniaturabbildung des berühmten Schiffes war, das 1778 die englische Arethusa besiegt hatte. Eine andere hieß Zodiaque. Diese war ein kugelförmiges Gebilde oberhalb des Scheitels, das die Hemisphäre darstellte und mit Sonne, Mond und Sternen dekoriert war. Auf einem gestickten Band waren die zwölf Tierkreiszeichen zu sehen. Madame de Lauzun trug eine Frisur, auf der ganz oben einige Enten in einem sturmumtobten Meer schwammen und eine Müllerin mit einem Priester flirtete. Maria Antoinette, die Ehefrau von Ludwig XVI., brauchte nicht weniger als zehn Straußenfedern für ihre Lieblingsfrisur, die *à la Minerve* genannt wurde. Es wurden bei den Haargebäuden eine Unmenge an Blumen, Früchten und Perlen verwendet. Beim sogenannten ›Gemüsegartenstil‹ wurde – wie der Name es schon andeutet – unterschiedliches Gemüse im Haar festgesteckt.

Dieses prächtige Aufgebot an Frisuren war eine Demonstration von Macht und Selbstbewußtsein, aber auch der politischen Loyalität, was man oft an den eingebauten Versatzstücken zur Zeitgeschichte erkennen konnte. Es hatte sein jähes Ende mit der französischen Revolution. Die zuvor so prachtvoll geschmückten Köpfe kamen nun auf dem Schafott ins Rollen. Die Perücken wurden mit den Privilegien des Ancien régime assoziiert, was ihr Schicksal bei der Revolution von vornherein besiegelte.

Im Laufe des 18. Jahrhundert war es der Versailler Perückenmode jedoch gelungen, in der gesamten westlichen Welt Spuren zu hinterlassen, und dies nicht nur in der High Society, sondern auch bei der Mittelklasse. In England wurde es eine regelrechte Manie, eine Perücke zu tragen: turmhohe Gebilde aus Haaren, für die man viel Zeit brauchte, um sie zurechtzumachen. Selbst die Vornehmsten ließen die Perücke nur einmal in der Woche oder alle 14 Tage in Ordnung bringen; Frauen aus der Mittelklasse nur einmal im Monat oder noch seltener. Der Aufwand, den man mit den Frisuren betrieb, führte dazu, daß man sich nachts nicht hinlegte, sondern im Sitzen schlief, um die Frisur nicht zu ruinieren. Es war auch unmöglich, das Haar regelmäßig zu pflegen. Es wurde nur einige Mal im Jahr gewaschen. Dafür wurde aber reichlich Pomade hineingerieben, damit auch das Innere der Frisuren, das mit Wolle, Hanf und Werg aufgefüllt war, zusammenhielt. Die Pomade war eine fettige Substanz, die aus Ochsenmark hergestellt war und die von sich aus schon sehr unangenehm roch, deren Gestank aber noch zunahm, wenn sie mit der Zeit hart wurde. Der Geruch war aber nicht das einzige Übel, denn diese Riesenfrisuren entwickelten sich wegen des Fettes und des fehlenden Wassers zu beliebten Wohnstätten von Ungeziefer und Mäusen. Die folgende satirische Klageschrift darüber kann man im *London Magazine* von 1768 lesen:

»Gestern morgen schaute ich bei meiner alten Tante vorbei, die aus Zufall gerade auch den tüchtigen Mr. Gilchrist zu Besuch hatte. Mr. Gilchrist also, der vor kurzem den glänzenden Essay über Haare veröffentlicht hat. Er fragte meine Tante, wie lange es her sei, daß sie ihr Haar neu gelegt habe. Es sei wohl vor nicht mehr als neun Wochen gewesen, antwortete sie. Darauf merkte er an, daß dies im Sommer wohl angehe, daß sie nun aber etwas unternehmen müsse, weil die Frisur inzwischen einen vernachlässigten Eindruck mache.

Als Mr. Gilchrist den Kopf meiner Tante ›öffnete‹ – auf diese Weise drückte er sich aus –, entdeckte ich einen Schwarm von Kleintieren, die zu Tode erschrocken in alle Richtungen davonliefen, worauf ich meinen Stuhl etwas vom Tisch wegrückte und Mr. Gilchrist fragte, ob eine so zahlreiche Menge an Tieren nicht hin und wieder Abgesandte zu anderen Teilen des Körpers losschickten. Er versicherte mir, daß dies nicht der Fall sei. Der viele Puder und die Pomade bildeten eine solch klebrige Masse, daß das Kleingetier darin gefangen war und daran gehindert wurde auszubrechen, so wie eine Leimrute Vögel gefangenhält.«[33]

## Holbergs Satire über die Perücken

Der junge Goethe, geboren 1749, trug eine Perücke mit Zopf, aber als älterer Mann trat er ohne Perücke auf und ließ im *Faust* Mephistopheles folgendes sagen:

»Setz dir Perücken auf von Millionen Locken,
Setz deinen Fuß auf ellenhohe Socken,
Du bleibst doch immer, was du bist.«[34]

Die Perücke galt, wie man sieht, nicht nur als ein Symbol für Wohlstand, sondern auch als eines für Wissenschaft. Das war auch durchaus in Versailles bekannt. Als einmal ein ausländischer Botschafter bei einem Besuch am Versailler Hof seine Verwunderung über die vorherrschende Perückenmode äußerte, wies eine Hofdame ihn darauf hin, daß die Sitte den Wunsch ausdrückte, älter, und somit klüger aussehen zu wollen. Die Perücke wurde im 19. und 20. Jahrhundert schließlich vor allem das Symbol der Gelehrtheit und das Symbol des Konservatismus, was man auch daran sieht, daß die Allongeperücken noch heute zur Dienstuniform der englischen Richter gehören.

Acht Jahre vor der Geburt Goethes erschien Ludwig Holbergs Reiseroman *Niels Klims unterirdische Reise.* Ein Theologiestudent namens Niels Klim begibt sich aus Neugier in eine Höhle in der Nähe der Stadt Bergen. Er dringt tief in sie ein und gelangt ins Innere der Erde, wo er eine neue Welt entdeckt, ein unterirdisches Planetensystem, von merkwürdigen Wesen bevölkert. Niels reist durch die verschiedenen Länder dieser unterirdischen Welt, beschreibt sie und damit auch – und das ist die ästhetische Pointe des Romans – unsere äußere Welt. Im Inneren der Erde gibt es die gleichen Laster und Tugenden wie außen, nur in potenziertem Maße. Jedes Land hat dabei seine Besonderheiten und liefert Stoff für eine moralische Bewertung. Eins der Länder, Martinia, das Paris zu ähneln scheint und das von kultivierten Affen bewohnt wird, adelt Niels Klim wegen seiner Erfindung der Perücke:

»Ich ging daher alle Künste durch, untersuchte alle Torheiten der Europäer auf das sorgfältigste, und als ich endlich eine Wahl unter ihnen angestellt, beschloß ich, Perücken einzuführen. Denn ich sah, daß dieses Land an Ziegen sehr fruchtbar war, aus deren Haar zur Not Perücken gemacht werden können. Weil nun mein seliger Vormund dieses Handwerk lange Zeit betrieben hatte, so verstand ich es selbst auch einigermaßen. Ich schaffte mir daher Ziegenhaare an und machte eine Perücke, die ich auf meinen Kopf schickte, setzte dieselbe auf und zeigte mich in diesem Aufzug dem Syndikus. Dieser erstaunte über diesen neuen und ungewöhnlichen Anblick, fragte, was das wäre, nahm mir sie sogleich vom Kopf und setzte sie sich selber auf und lief vor den Spiegel, damit er sehen möchte, wie ihn der neue Zierat putzte. Er gefiel sich auch mit dieser neuen Haupteszierde dermaßen wohl, daß er vor großer Freude überlaut schrie: »Nun bin ich fast den Göttern gleich.« Hierauf rief er alsbald seine Gemahlin herbei, damit sie an seiner Freude teilnehmen möchte. Diese sprang nicht weniger vor Freuden, nahm ihren Mann liebreich in die Arme und beteuerte aufs höchste, sie habe auf der Welt noch nichts so Anmutiges und Angenehmes gesehen, welcher Meinung auch das ganze Hausgesinde beipflichtete. Hierauf kehrte der Syndikus zu mir und sagte: »Wenn dies deine eigene Erfindung ist, mein lieber Kakidoran, so wird sie dem ganzen Rat so wohlgefallen als uns, und du kannst dir die größte Hochachtung und Ehre in unserer Republik versprechen.« Ich aber stattete ihm hierüber meinen ergebensten Dank ab und bat, Ihro Exzellenz möchte geruhen, diese Bittschrift, welche ich ihm zugleich übergab, dem Rate von meinetwegen zu übergeben, in derselben strich ich die Vortrefflichkeit meiner Erfindung aufs beste heraus und hatte sie mit folgenden Worten abgefaßt: (…)[35]

Bei der Vorlage der Erfindung beim Rat erklärt sich Niels Klimt bereit, für alle Einwohner der Stadt eine solche Perücke anzufertigen, worauf aber dem Präsidenten die Zornesröte aufsteigt und es mit großer Heftigkeit aus ihm herausbricht:

»Das sei ferne, mein lieber Kakidoran, daß diese Hauptzierde in der ganzen Stadt gemein werde und wegen allzu freien Gebrauchs etwas von ihrem Werte verlieren sollte, denn es ist allerdings nötig, daß der Adel von dem gemeinen Pöbel unterschieden bliebe.« Diesem Ausspruche eines so ansehnlichen Mannes stimmten sie alle einmütig bei, und es wurde den Zensoren der Stadt befohlen, sie sollten ja genau acht darauf haben, daß dieser Ratschluß nicht übertreten oder daß durch allzu gemeinen Gebrauch der Perücken der Adel an seinem Ansehen leiden und so eine unvergleichliche Zierde durch den Pöbel verunehrt werden möchte. Allein, dieser Befehl hatte ebendie Wirkung, die insgemein alle Gesetze haben, die den übrigen Aufwand verbieten und die zum Nachteil der Bürgerschaft gegeben werden, denn es macht das gemeine Volk nur noch hitziger und begieriger, solche zu übertreten. Und da diese Hauptzierde einem jeden über die Maßen wohlgefiel, so erkauften sich die reichsten Bürger der Stadt von dem Rate entweder hohe Titel oder ließen sich für Geld adeln, andere aber sahen, wie sie Gleiches durch gute Freunde zuwege bringen konnten, dergestalt, daß innerhalb kurzer Zeit der halbe Teil der Stadt geadelt war. Als aber endlich aus den Provinzen, die unter Martinia standen, häufig Bittschriften einliefen, daß man ihnen auch erlauben möchte, Perücken zu tragen, so hielt es der Rat für dienlich, das Gesetz wieder aufzuheben und einem jeden solches freizustellen, daß ich also mit Vergnügen alles Volk in Perücken gehen sah, ehe ich aus Martinia wieder wegging. Es war in der Tat lustig anzusehen, wenn sich die Affen so mit Perücken geputzt hatten. Die Erfindung hatte dem ganzen Volk so gut gefallen, daß sie eine ganz neue Jahrrechnung von der Erfindung der Perücken angefangen haben, und davon schreibt sich das haarige Alter in den martinianischen Jahrbüchern her.«

Bei Holberg ist die Perücke vielleicht noch Symbol für Wohlstand, aber garantiert nicht mehr für Weisheit. Im Gegenteil, das Tragen einer Perücke wird von ihm als Ausdruck der Eitelkeit beschrieben, was eher zu kultivierten Affen paßt als zu vernünftigen Menschen. Kurz gesagt, für ihn ist es ein Dummejungenstreich, mit extra Haar auf dem Kopf herumzulaufen. Das erinnere eher an eine Mähne, die die Männchenaffen zur Schau stellen, um ihre sexuelle Dominanz in einem Territorium zu beweisen.

Nichtsdestowenig pflegte Holberg selbst eine Allongeperücke zu tragen, so wie es der höheren Klasse im 18. Jahrhundert geziemte. Er bekannte sich sodann auch zu dem Grundsatz, daß in allen Lebenslagen ein Kompromiß zu empfehlen sei. Zu den Kompromissen gehöre halt unter anderem, die Normen der Gesellschaft zu befolgen. Dies hinderte ihn umgekehrt aber nicht daran, dieselben Normen zu kritisieren. Man kann ihm trotzdem keine Zweideutigkeit vorwerfen. Er war einfach ein sehr praxisorientierter Mann.

# KRAFT IM HAAR

Langes Haar war über Jahrhunderte ein Symbol für Außenseitertum: Es zeigte an, daß man wenig Kontakt mit der Gesellschaft hatte oder weniger der sozialen Kontrolle unterlag als der Durchschnitt der Bevölkerung. In der Neuzeit waren es in der westlichen Welt im wesentlichen drei Gruppen, die langes Haar trugen: die Intellektuellen, die jugendlichen Rebellen und die Frauen. Die beiden erstgenannten Gruppen zeichneten sich meist durch eine kritische Einstellung zur Gesellschaft aus und befanden sich kraft ihrer Interessen weit entfernt von den Anliegen des Alltags. Den Frauen sagt man nach, daß sie sich mehr von Gefühlen als von der Vernunft leiten ließen, der Grund, warum sie eine eher bescheidene Stellung innerhalb der Gesellschaft zugewiesen bekamen. Darüber hinaus sind es noch die Asketen und Magier, früher auch die Einsiedler, Könige, Krieger und Propheten, die oft langes Haar hatten.

> »Aus dem Kreis der Menschen wurde er ausgestoßen. Er aß Gras wie die Rinder, und sein Körper wurde vom Tau des Himmels naß, bis seine Haare so lang wie Adlerfedern geworden waren und sein Nägel wie Vogelkrallen.«

So das Alte Testament in dem *Buch Daniel* (4,30) über den König Nebukadnezar, der vom Thron gestürzt und ausgestoßen worden war. Es ist ein Beispiel dafür, wie langes Haar, eine animalische Natur und das Außenseitertum in einem Zusammenhang gesehen wurden. In einer Reihe von Mythen und Sagen ist es dann eher eine animalische Körperbehaarung, die an die Stelle des langen Haares tritt, oft auch in Verbindung mit langem Kopfhaar. In beiden Fällen ist das Haar aber ein Merkmal göttlicher oder übernatürlicher sowie halbmenschlicher Wesen wie Elfen, Zwerge, Riesen, Wasser- und Waldgeister, Teufel, Meerjungfrauen und Wassermänner. Der Chronist Ralph of Coggeshall hat eine Anekdote aus dem 12. Jahrhundert aufgeschrieben[36], derzufolge einigen Fischern einmal ein Wassermann ins Netz gegangen ist. Am nachdrücklichsten wird hierbei die Behaarung des Wassermanns beschrieben. Sein Kopfhaar sei *verfilzt* und abgenutzt, sein Bart sehr lang und *spitz*, seine Brusthaare *wollen*. Mit Hilfe dieser drei Charakteristika soll verdeutlicht werden, daß es sich um ein dämonisches Wesen gehandelt haben muß, weil die Dämonen fast immer eine kräftige Körperbehaarung, einen spitzen Bart (im Gegensatz zu einem ehrwürdigen Gottvaterbart) und verfilztes Kopfhaar besitzen. All dies deutet auf die gefährlichen und unkontrollierbaren Zauberkräfte des beschriebenen Wassermanns hin. Meist werden diejenigen als wilde Menschen beschrieben und zum Anlaß vieler Gerüchte, die sich in der Natur, weit weg von der Zivilisation aufhalten, dort, wo die Menschen nur gelegentlich hinkommen. Sie werden deshalb als furchteinflößend erlebt.

Ein anderes, weniger dämonisches, aber doch stark behaartes Wesen ist der Zauberer Merlin, der in den Sagen um den König Artus auftritt. Der englische Verfasser der Artussage aus dem 12. Jahrhundert, Geoffrey von Monmouth, hat ihn in seinen zwei Werken *Historia Britonum* und *Vita Merlini* beschrieben. Sie sind die Hauptquellen für das, was wir über ihn wissen. Merlins Name ist von dem Wort *merlinus* abgeleitet, was soviel heißt wie Tierfell oder dichte Behaarung, und daher für etwas Typisches der Naturwesen im Wald steht. Merlin war ein Einsiedler, eine Art magischer Wilder, der in einem blühenden Weißdornbusch wohnte, der ihn wie ein Nebel umgab. Aus diesem heraus verkündete er seine Prophezeiungen über das Schicksal Englands und reiste schließlich gen Westen, in die Richtung des Todes. Von dort brachte er dann Englands dreizehn Schätze mit. Merlin bekam später den Beinamen Sylvester, der zum ersten Mal von dem berühmten Alchemisten Paracelsus in der Bedeutung eines übernatürlichen Waldwesens benutzt wurde.

Bekannter noch als Merlin ist der griechische Tiermensch-Gott Pan, dem ebenfalls prophetische Fähigkeiten zugeschrieben wurden und der ein Gott des Waldes, der Wiesen und der Schäfer war. Es wird erzählt, daß er schon als Säugling langes, struppiges Haar, einen Bart, Hörner und einen Buckel gehabt habe. Auf einigen Abbildungen ist er am ganzen Körper behaart, zum Beispiel auf dem Fresko von Herculaneum, wo er als struppiger Waldteufel dargestellt ist, der mit einem Rehkitz spielt. In einem griechischen Gedicht wird erzählt, wie er sich auf den schneebedeckten Höhen bewegt, auf den Gipfeln der

Berge und auf Pfaden zwischen den Klüften wandert. Er eilt durch das dichte Gebüsch und läuft am Fuß der Berge den niedrigen Bächen entlang, tötet wilde Tiere, und abends, wenn er von der Jagd nach Hause zurückkehrt, sitzt er allein und spielt auf seiner Flöte. In seiner Waldeinsamkeit ist er der uneingeschränkte Herrscher. Er verjagt alle, die ihn stören, entweder indem er wilde Tiere auf die Störenfriede hetzt oder ihnen einen regelrecht »panischen« Schrecken einjagt, für den er bei den Menschen berüchtigt war. Pan ist mit dem römischen Waldgott Silvanus verwandt, der meist als kräftiger, bärtiger und langhaariger nackter Mann mit einem Ziegenfell über den Schultern, einem Messer in der Hand und Bauernstiefeln dargestellt wird. Es gibt Parallelen zwischen ihm und dem römischen Gott Faunus. Diese beiden Gottheiten sind in den Vorstellungen des Mittelalters zu einer Person verschmolzen, die Grundlage für die Vorstellungen vom Teufel. In den unglaublich zahlreichen Darstellungen tritt er entweder stark behaart auf – wie zum Beispiel in Giottos Gemälde vom Jüngsten Gericht – oder wie eine halbe Tiergestalt, mit Hörnern, Buckel und Bocksfuß. Oder mit Fledermausflügeln, Pferdefuß oder in der Gestalt einer Katze, vor der die Menschen sich in acht nehmen sollten. Die Betonung des Animalischen war gleichzeitig auch ein klarer Hinweis auf die teuflische Sexualität, die in den Beschreibungen der vielen erotischen Eroberungen der Pan-Figur hervorgehoben wird, auch wenn dies im Altertum möglicherweise eher positiv aufgefaßt wurde, im Gegensatz zu der zum Teil schreckenseinflößenden Abscheu des Christentums im Mittelalter vor der fleischlichen Lust, die unausweichlich mit den Qualen der Hölle gebüßt werden mußte.

Es gibt somit eine klare Verbindung zwischen dichter Körperbehaarung und langem Haar. Aber in einer ganzen Anzahl von Fällen und in anderen Kulturen wird langes Haar eindeutig als Ausdruck von physischer Kraft angesehen. Hierbei steht die Verbindung des Haares mit dem Kopf im Mittelpunkt, der Kopf, der als heilig und unberührt angesehen wird und der vom Geist bewohnt wird, der damit Leben, Seele und Kraft beim Menschen bedeutet. Die größte Kränkung, die man einem Menschen daher zufügen konnte, war, seinen Kopf zu berühren. Es galt ebenfalls als gefährlich, sich das Haar zu waschen und zu schneiden. So konnte der Geist, der über dem Haupt wache, beschädigt werden, und es war möglich, sich auf diese Weise an dem Besitzer der Haare oder jeder anderen Person, die einen verletzt hatte, zu rächen. Heilige und Könige hatten dabei mehr zu fürchten als gewöhnliche Menschen. Dies hing damit zusammen, daß ihre Kraft als besonders groß angesehen wurde und folglich auch besonders verletzlich und angreifbar war. Sie waren gezwungen, strengen Verhaltensregeln zu folgen. Die einfachste Methode, der Gefahr zu entgehen, war, ganz davon abzusehen, sich die Haare zu schneiden. Büßer und Propheten, die außerhalb der Zivilisation lebten, ließen sich aus dem gleichen Grund die Haare wachsen. Beispielsweise Johannes der Täufer, die ägyptischen Wüstenmönche und die legendäre Asketin Maria Aegyptica, die sich ganz in ihr Haar einhüllen konnte und so anzeigte, daß sie sich von dieser Welt abgewandt hatte.

Diese Verhaltensregeln sind lange Zeit in Ehren gehalten worden, sowohl in den Zivilisationsgesellschaften als auch bei vielen Naturvölkern. Der japanische Kaiser Mikadoen durfte seine Haare und Nägel nur dann geschnitten bekommen, wenn er schlief, wahrscheinlich weil man annahm, daß dann sein Seele vom Körper abwesend sei und deshalb von der Schere nicht verletzt werden konnte. Unter den Mitgliedern des Stammes Ho in Westafrika waren es die Priester, die sich während ihres ganzen Lebens nicht die Haare schneiden durften. Der Gott, der im Priester wohnte, verbot unter Todesstrafe, sich das Haar zu schneiden. Wenn es schließlich zu lang wurde, mußte der Besitzer den Gott um Erlaubnis bitten, sich die Spitzen abzuschneiden zu dürfen. Weil das Haar als Wohnstätte seines Gottes angesehen wurde, verlor der Gott ja ansonsten seinen Aufenthaltsort beim Priester. Ein bestimmter Clan hatte die Aufgabe, ein Opfer zu bestimmen, welches feierlich bei einer Ratsversammlung ausgewählt wurde. Der Zweck des Opferfestes war dann, die bösen Geister abzuwehren, die der Häuptling als bedrohlich betrachten mußte.

Gewöhnliche Menschen konnten ihre Haar waschen und schneiden, wann auch immer es notwendig war. Aber auch sie taten es trotzdem sehr selten und oft nur unter bestimmten Zeremonien, dann, wenn das Risiko, den Geist im Kopfhaar zu kränken, als am geringsten angesehen wurde. Bei Reisen vermieden die meisten es grundsätzlich, sich die Haare zu schneiden. Bei den Römern war es zum Beispiel eine Grundregel, daß keiner an Bord eines Schiffes Haare und Nägel schneiden durfte. Nur bei

Sturm war es erlaubt, d.h. wenn der Schaden schon über sie gekommen war, und die Geister sowieso schon genug zu tun hatten. Die gleiche Sitte kommt bei den Ägyptern vor, die ihr Haar wachsen ließen, wenn sie unterwegs waren.

Um die rächenden Kräfte der Geister abzuwehren, war es unter den Naturvölkern üblich, während des Haareschneidens Zauberformeln aufzusagen. Bei den Maori in Neuseeland wurde beispielsweise eine Zauberformel gesprochen, um das Steinmesser aus grünem Obsidian einzuweihen, mit dem das Haar geschnitten werden sollte. Eine andere Zauberformel wurde aufgesagt, um Blitz und Donner abzuwehren, die man beim Haareschneiden heraufzubeschwören glaubte. Denjenigen, der die Haare geschnitten bekam, sah man unter dem direkten Einfluß des Geistes Atua, und er wurde gezwungen, sich von der Familie oder dem Stamm fernzuhalten. Er durfte außerdem nicht selbst die Nahrung berühren, die er zu sich nahm, sondern er wurde von einer anderen Person gefüttert. Noch einige Tage nach dem Haareschneiden durfte er seinen täglichen Beschäftigungen nicht nachgehen oder Umgang mit seinesgleichen pflegen. Die Person, die ihm die Haare geschnitten hatte, wurde tabu, also unantastbar. Seine Hände, die den Kopf des anderen berührt hatten, durften eine Weile keine Nahrungsmittel berühren oder eine andere Beschäftigung aufnehmen. Das Essen, das er zu sich nahm, war über einem heiligen Feuer zubereitet worden. In einigen Teilen von Neuseeland war der heiligste Tag im Jahr dann auch derjenige, der für das gemeinsame Haareschneiden vorgesehen war.

In Skandinavien hatten in der Bronzezeit die Priester und Priesterinnen der Goten eine lange Haarsträhne, die vom Scheitel bis in den Nacken herunterhing. Man glaubte, daß sie der Zufluchtsort des Geistes und der Seele sei, genau wie auch die Jugendlocke bei den Ägyptern oder die Locke, die den Kinder vielerorts beim Haareschneiden am Kopf belassen wurden, damit die Seele und das Leben sie nicht verließen. Ob es ein Verbot bei den Goten gab, die Haarsträhne abzuschneiden, wissen wir nicht. Es ist aber wahrscheinlich. Es gab auf jeden Fall zur Zeit der Völkerwanderung ein Verbot für die germanischen, gallischen und fränkischen Krieger, sich die Haare zu schneiden. Das lange Haar war für sie gleichsam ein Erkennungszeichen, nicht nur ein Symbol für die Kraft der Krieger. Es war auch Zeichen der Freigeborenen und wurde im Laufe der Zeit zum Zeichen eines bestimmten Ranges und somit von Autorität. Es waren nur Sklaven und Verurteilte, die ihr Haar kurzgeschnitten trugen. Der römische Schriftsteller Tacitus hat in seiner *Germania* aus dem Jahre 98 über die Völker des heutigen Hessen und Nassau berichtet, daß die Männer sich nur zu bestimmten Gelegenheiten die Haare schneiden ließen und zuvor den Göttern ein Dankesopfer darbrachten:

> »Eine Eigentümlichkeit, die sich auch bei anderen Germanenstämmen findet – allerdings nur selten und als Kennzeichen für den persönlichen Wagemut des einzelnen –, ist bei den Chatten zur allgemeinen Sitte geworden. Sobald sie mannbar geworden sind, lassen sie Haar und Bart ungepflegt wachsen und legen diese

Haartracht, durch die sie sich feierlich zur Mannhaftigkeit verpflichtet haben, erst dann ab, wenn sie einen Feind erschlagen haben.«[37]

In der Antike war das lange Haar auch das Kennzeichen der unabhängigen Gallier. Sie nannten sich und ihr Land Gallia Comata oder das langhaarigen Gallien, und als Julius Cäsar sie besiegt hatte, zwang er sie, sich als Zeichen für ihre Unterwerfung das Haar zu schneiden.

## Die langhaarigen Merowinger

Haare und Bart haben so gesehen zu allen Zeiten in magischer Hinsicht eine enorme Rolle gespielt und auch die Zugehörigkeit des Trägers zu der ein oder anderen Religion beziehungsweise Gesellschaftsschicht angezeigt. Im Norden Europas beweisen viele überlieferte Zeugnisse, daß in der Vorzeit langes Haar beim Mann sehr hoch geschätzt wurde, kurzes hingegen Kennzeichen des Sklaven war. Die magische Kraft und damit verbunden die Unverletzbarkeit der jeweiligen Personen, wie zum Beispiel die der Könige, lag in deren langem Haar begründet. Und dieses lange Haar durfte auf keinen Fall abgeschnitten werden. Nach fränkischer Sitte wurde die Königsmacht innerhalb einer Familie weitervererbt. Uralte, vorchristliche Vorstellungen über die Herkunft des Königsgeschlechts, das auf einen göttlichen Ursprung zurückging und durch das familieneigene Blut und das lange Haar mit Königskraft und besonderem Kriegsglück ausgerüstet war, besagten, daß diesen langhaarigen Merowingern eine besondere Erhabenheit und Heiligkeit verliehen worden war. Dies machte es in den Augen des Volkes unmöglich, andere als diejenigen, die diesem Geschlecht angehörten, als Könige anzuerkennen. Die zugesprochene Heiligkeit war aber bei jedem der königlichen Prinzen gleich groß. Der eine hatte keinen höheren Anspruch auf die Macht als der andere. So kam es, daß alle alle Königssöhne gleichzeitig auf den leergewordenen Königsthron des Vaters folgten und die Regierung übernahmen. Chlodwig teilte sein Reich bereits zu Lebzeiten unter seinen Söhnen auf, was unausweichlich Thronstreitigkeiten, Brudermord, Hofintrigen, Bürgerkrieg, Reichsteilungen und eine konstante Unsicherheit zur Folge hatte. In dem wichtigsten historiographischen Werk aus dieser Zeit, der Frankenchronik des Bischofs Gregor von Tours, sind Erzählungen über die ununterbrochene Kette von Kämpfen zwischen den Thronanwärtern überliefert, deren Privileg es war, langes Haar zu tragen. Alle anderen sollten das Haar als Ausdruck ihrer Untergebenheit kurz tragen.

Als die Burgunder 524 Chlodomer als Gefangenen nahmen, wurde ihnen aufgrund seines langen Haares, daß ihm bis zum Gürtel reichte, klar, daß ihnen der Führer der Feinde in die Händen gefallen war. Nach seinem Tod entbrannte ein Streit um seinen Thron. Da die Brüder Chlotar und Childebert gemeinsam das Königreich ihres verstorbenen Bruder Chlodwig beerben wollten, lockten sie ihre zwei jungen Neffen, die Söhne Chlodomers, zu sich. Sie sandten daraufhin einen Boten mit Schere und Schwert zur Großmutter der Kinder nach Paris, zur Königin Chlotilde. Der Bote hielt ihr Schere und Schwert hin und forderte sie auf, zwischen den beiden Möglichkeiten zu wählen, was hieß, daß entweder den Kindern das Haar geschnitten werden sollte und sie so am Leben blieben oder daß sie ungeschoren blieben und daher getötet würden. Die stolze Königin antwortete, daß sie es vorzog, daß sie getötet würden, als daß ihnen die Haare geschnitten und sie so den Thronanspruch verlieren würden. Daraufhin wurden die Kinder von ihren Onkeln getötet. Ausschlaggebend für die Reaktion der Königin ist, daß das Schneiden der Haare bei einem Königssohn schon bei der ersten Amtsübergabe gleichbedeutend war mit einem Erlöschen der Erbberechtigung und dies den Königssohn so zu einer gewöhnlichen Person degradierte. Ihre Wahl war daher nachvollziehbar, da sie die Ehre ihrer Kindeskinder höher werten mußte als deren Leben.

Vor dem Hintergrund der vielen Machtkämpfe ist es kein Wunder, daß schon nach dem Verlauf eines einzigen Jahrhunderts kaum noch etwas von der Macht übrig war, die Chlodwig als der erste Merowinger aufgebaut und ausgeübt hatte. Noch Jahrhunderte später, bis ins Jahr 751, bestiegen langhaarige Könige aus heiligem Geschlecht den Thron. Danach waren es aber Schattenkönige, und die Macht ging in die Hände der Karolinger über. Auch Karl der Große hatte noch schulterlanges Haar. Das Haar seines Sohnes war aber kurzgeschnitten. Sein Sohn wurde Karl der Kahle genannt. Um das Jahr 800 war langes Haar als Symbol der Königsmacht und der Heiligkeit somit schon auf dem Rückzug.

## Samson und Dalila

Die meisten kennen die alttestamentarische Erzählung von Samson und seinem tragischen Leben. Samson war von Gott auserwählt worden, die Israeliter vom Joch der Philister zu befreien. Im *Buch der Richter* (16,17–22) wird erzählt, wie die Fürsten der Philister Dalila beauftragen, herauszufinden, woher seine außerordentliche Kraft stamme. Für diese Information, die sie brauchten, um ihn zu entmachten, versprachen sie ihr hundert Silberschekel. Drei Mal narrte Samson sie mit seiner Antwort, schließlich aber bot er ihr keinen Widerstand mehr und erzählte ihr die Wahrheit:

> »Das Schermesser ist nie über mein Haupt gekommen, denn ich bin von Geburt an Gott als Nasiräer geweiht. Wenn man mich scherte, dann würde ich meine Kraft verlieren und wie alle Menschen werden.« Da erkannte Dalila, daß er ihr sein ganzes Herz geöffnet hatte, sie rief die Fürsten der Philister und sprach zu ihnen: »Kommt dieses Mal, denn er hat mir sein ganzes Herz geöffnet.« Und die Fürsten der Philister kamen zu ihr, mit dem Geld in der Hand. Sie ließ ihn auf ihren Knien einschlafen und rief dann einen Mann, der die sieben Locken seines Hauptes schor. Da begann er seine Kräfte zu verlieren, und seine Stärke wich von ihm. Sie rief: »Die Philister über dir, Samson!« Als er aus dem Schlaf erwachte, sagte er sich: »Ich werde die anderen Male davon kommen und mich befreien.« Aber er wußte nicht, daß sich Jahwe, der Herr, von ihm ab-

gewandt hatte. Die Philister ergriffen ihn, stachen ihm die Augen aus und brachten ihn nach Gaza hinab. Sie fesselten ihn mit einer doppelten ehernen Kette, und er mußte im Gefängnis die Mühle drehen.«

Der Herr hat ihn verlassen, so steht es dort geschrieben. Weil Gott offenbar in seinem Haar wohnte, auch dieser alttestamentarischen Erzählung zufolge, die eine der ältesten literarischen Belege dafür ist, war es unerläßlich, das Haar und Bart auf vorgeschriebene Weise zu tragen. Aber der Herr kehrte wieder zu ihm zurück, nachdem Samsons Haar wieder gewachsen war. Er erlangte seine Kraft wieder, brachte die Säulen des Gefängnisses zum Einsturz, so daß alle unter den einstürzenden Mauern vernichtet wurden.

Die Erzählung zeigt zweierlei: zum einen, daß Samsons Kraft in seinem Haar beheimatet war, zum anderen den Umstand, daß ihm nie zuvor das Haar geschnitten worden war, denn er war von Geburt an auserwählt, Gottes Nasiräer zu sein. Dieses Abhängigkeitsverhältnis mußte enden, sobald er sein Haar geschnitten bekam. Die Nasiräer waren Israeliten, die einen Teil ihres Lebens mit dem Versprechen der Askese Gott weihten. In dieser Zeit durfte sich kein Rasiermesser ihrem Kopf nähern, und sie sollten dem Wein entsagen, was als Protest gegen die Gebräuche der Seßhaften gedeutet wurde und als Streben nach der Reinheit des Nomadendaseins. Daß Samson genau sieben Haarlocken besaß, ist kein Zufall, sondern damit zu erklären, daß die Sieben im jüdischen Glauben eine heilige Zahl ist. Dies geht wahrscheinlich auf die Einteilung der Mondbahn in vier mal sieben, also

28 Tage, sowie auf die sieben Planeten zurück. Im *Buch Josua* ist von sieben Priestern die Rede, die mit sieben Widderhornposaunen, den *Schofar*, vor der Lade des Jahwe herzogen, sieben Tage lang um die Mauern Jerichos, worauf die Mauern der Stadt schließlich einstürzten. Die Siebenzahl ist zum Beispiel auch in dem siebenarmigen Leuchter, der *Menora,* vertreten.

Das Haar ist seit alters her als Träger der Kraft verstanden worden. Es steht für bestimmte Tugenden oder bestimmte Fähigkeiten beim Menschen, beispielsweise der Gottestreue, der Stärke und der Virilität im Mythos von Samson. Die Freudianer haben behauptet, daß Dalila Samson kastriert habe, indem sie seine Haare abgeschnitten hat, wohingegen eine Jung-Schülerin, Marie-Louise von Franz, in ihrem Buch *Märchendeutungen* (1989) argumentiert, daß es in Wirklichkeit noch weitaus mehr gewesen sei, wofür Dalila verantwortlich war. Indem sie zuließ, daß sein Haar abgeschnitten wurde, zerstörte sie seine Seele und seine kreativen Vorstellungen, seine Gedanken und seine Ideen. Im Mittelalter durfte sich ein Ritter nicht über eine allzu lange Zeit bei seiner Ehefrau aufhalten. Machte er es doch und gab er seine Taten und mannhaften Abenteuer auf, um bei ihr im Schloß bleiben zu können, so war er gefangen, weil er all seine Ideale und seinen Unternehmungsgeist verloren hatte und sich in geistiger Hinsicht nicht mehr weiterentwickelte. Das war laut Marie-Louise von Franz genau das, was mit Samson, der mit dem Haarverlust seine maskulinen Eigenschaften verloren hatte, geschah. Das Wesentliche in der Erzählung besteht jedoch darin, daß er von Gott auserwählt

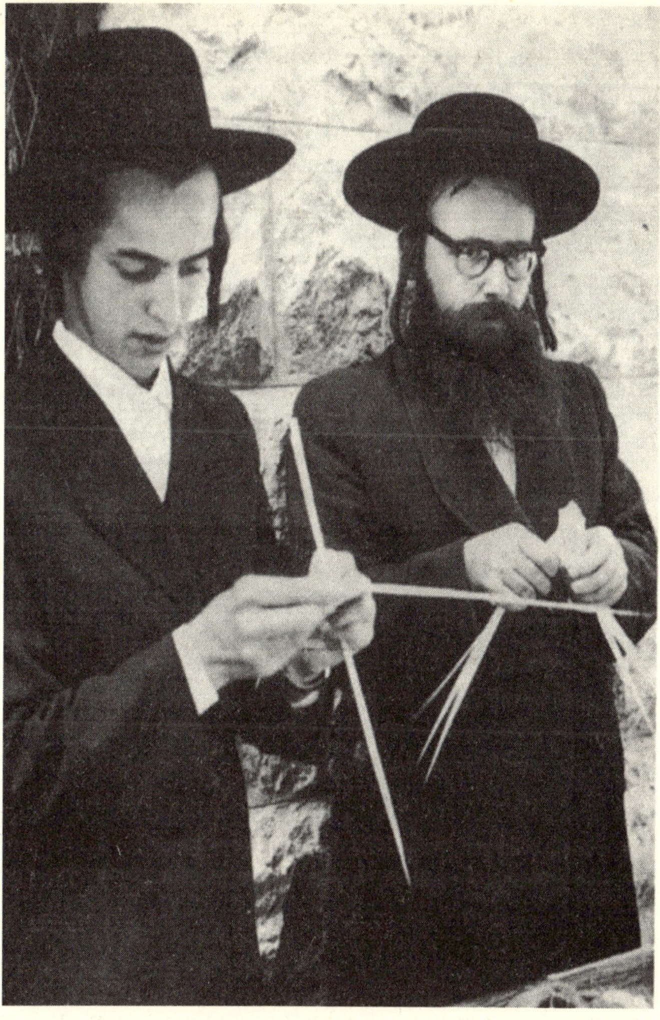

Abb. 14: Orthodoxe Juden aus Mea Sjearim in Jerusalem mit Stirnlocken oder langen, geflochtenen Zöpfen an den Schläfen. Es ist nicht erlaubt, ein Gerät aus Eisen für das Haareschneiden zu benutzen.

war, was sich in seinem ungeschnittenen Haar widerspiegelte. Der Verlust des Haares mußte daher katastrophale Folgen haben, weil er auf diese Weise die Beziehung zu Gott einbüßte. Der außerordentliche Status wurde durch das Haar symbolisiert, denn die Nasiräer, die sich für ihren Gott von der Gesellschaft entfernten, durften ihr Haar nicht vor Beendigung ihrer Weihe schneiden, während der das Haar am Tabernakel abgeschnitten wurde.

Das Verbot, das Haar zu schneiden, galt nicht nur für die Nasiräer, sondern auch für andere, die von Gott auserwählt waren. Dem Glauben der Juden zufolge ist das Haar das Zentrum der Macht und der Kraft des Menschen. Daß die orthodoxen Juden auch heute noch das Haar an den Schläfen wachsen lassen und das Haar geflochten oder als Stirnlocken tragen, ist in dem Gebot, das Haar vor den Ohren nicht schneiden zu dürfen, begründet. Es wird *Payess* genannt und ist im Alten Testament jedoch nicht generell ausgesprochen.

## Die verfilzten Haarsträhnen der Hindu-Asketen

Ein anderes Beispiel für Asketen, die einem Verbot des Haareschneidens unterliegen, sind die hinduistischen *Sanyasi*, von denen einige verfilzte Haarlocken als Zeichen ihres außergewöhnlichen Status tragen. Die verfilzten Haare sind im Hinduismus auch Ausdruck für das Zölibat. Im Buddhismus wiederum wird das Zölibat durch kahlrasierte Köpfe symbolisiert oder mit dem Schneiden einer Tonsur ausgedrückt. Diese zwei unterschiedlichen Kennzeichnungen haben ihren Ursprung in den unterschiedlichen Vorstellungen von Zölibat in den zwei Religionen. Das Hindu-Zölibat ist keineswegs so streng wie das buddhistische, bei dem jegliche Sexualität verboten ist. Die Hindus sollen die Sexualität im Gegensatz dazu nur unterdrücken, um so über eine gesteigerte magische Kraft verfügen zu können, was *sakti* genannt wird und deren sexuelle Bedürfnisse in ekstatischen Orgasmen sublimieren soll. Bei den buddhistischen Mönchen ist das Gebot, sich das Haar zu scheren, strengstens zu befolgen, während bei den Hindu-Asketen nicht zwingend verlangt ist, verfilzte Haarsträhnen zu tragen – auch wenn dies die für indische Asketen korrekte Art des Kopfhaars ist und schon im *Naradaparivrajaka Upanishaden* vor mehr als 2 000 Jahren festgelegt wurde.

Kataragama ist eine Pilgerstätte im südlichen Sri Lanka. Es heißt, daß hier bei einigen der exstatische Hindu-Asketen mit einem Mal verfilzte Haarsträhnen in Form von Schlangen und in einer festgelegten Anzahl an deren Köpfen gewachsen seien, je nachdem, von welchem Gott sie bewohnt worden seien. Zu manchen Zeiten hätten sie das starke Bedürfnis, sich das Haar abzuschneiden, weil es ihnen Schmerzen bereitete und weil es zum Zeitpunkt der Weihe oft schmutzig, unbehaglich und voller Läuse wäre. Der Geruch weckt die Vorstellung, daß es sich bei den Haarsträhnen um eine abgezogene Schlangenhaut handelt. Aber wenn die verfilzten Haarsträhnen und auch die sexuelle Enthaltsamkeit von den Asketen akzeptiert werden – was die eine Voraussetzung dafür ist, daß ihr Haar weiter wächst –, so werden sie als helfender

Geist empfunden, der Gott selbst ist. Das Haar ist ihnen von Gott als Zeichen für ihre Stärke und ihre Kreativität gegeben. Die Asketen verweisen oft auf ihr Haar als *dhatu*, als Essenz der Lebenskraft, oder als ihr *prana vayu*, die Lebenskraft selbst oder den Lebensgeist. Einige der Asketen nehmen ihre verfilzten Haarsträhnen als Vitalgeist wahr, der ihnen hilft, die sieben Zentren der Vitalkraft, die *chakraerne*, in Bewegung zu halten. Keine darf in die Nähe der Locken kommen oder sie gar berühren.

Während der Ekstase beginnt zunächst ihr Körper zu zittern. Dann gerät der Kopf in Bewegung und schließlich tritt die Clairvoyance ein. Die Ekstase ist eine Art Orgasmus, dem eine Entspannung folgt, die als Gottes Gabe aufgefaßt wird. Sie wird als Gabe für diejenigen verstanden, die dem Eros entsagt haben, um sich der Agape, der geschlechtsunabhängigen Nächstenliebe, zu widmen. In Verbindung mit einer solche Ekstase wachsen die Haarsträhnen, die filzig sind und Knoten haben, um die bösen Geister vom Gehirn wegzuhalten. Der magische Gott, der die Haarsträhnen übergibt, kann beispielsweise Huniyan, der Schlangengott, oder Shiva sein.

Shiva ist der Gott, der die Begräbnisplätze aufsucht, in Begleitung von einer Schar von Geistern und Gespenstern. Er trägt eine Halskette aus Totenköpfen und Knochen und hat selbst verfilztes, unordentliches Haar, manchmal geschmückt mit dem Halbmond und mit Asche bedeckt, als Zeichen für seine Askese. Die Fäden, die das Gewebe des Universums zusammenhalten, sind aus dem Haar Shivas gefertigt und sind Symbol für die verschiedenen Himmelsrichtungen. Sie sind in Kegelform auf den

Kopf Shivas errichtet, auf dessen Gipfel sich ein dünner, weißer und wasserartiger Strahl befindet, der den Fluß Ganges symbolisiert. Im Wasserlauf des Ganges werden die Saat und die geistige Kraft in Übereinstimmung gebracht. Als weibliche Gottheit kann hier Kali genannt werden, die fruchtbarste aller Göttinnen, über die der Bhakti-Dichter Ramprasad Sen aus Bengalen im 18. Jahrhundert folgenden Vers schrieb:

»Ewig tanzt Du im Takt, Mutter.
Niemals sah man deinesgleichen Schönheit.
Mit dem Haar flatternd um dich herum
tanzt du ständig wie ein nackter
Krieger auf Shivas Brust.«[38]

## Medusas Haar

Im Volksglauben verknüpft man wirres Haar mit der Vorstellung des Verhextseins. Dies ist kein Zufalll. Wehendes, unordentliches Haar gleicht einer Grenzüberschreitung, einem Verzicht auf die soziale Ordnung, einer Abkehr von gewöhnlichem Leben und den Konventionen eines individuellen Schicksals. Die hinduistischen Asketen leben wie umherwandernde, heilige Bettler, ohne den Regeln eines Klosters unterworfen zu sein, wie es im Gegensatz dazu bei den meisten buddhistischen Mönchen der Fall ist. In China gibt es eine ganze Reihe von Symbolen für wehendes und unordentliches Haar. Das Haar wird unter anderem bei besonderen traditionellen und rituellen Tänzen offen getragen: oft von Menschen, die in die religiösen Mysterien eingeweiht werden sollen. Im alten Griechenland war das wehende, unordentliche Haar das Kennzeichen für die weiblichen Anhänger des Gottes Dionysos. Sie wurden Mänaden genannt und streiften in Tierfellen gehüllt auf Feldern und in Wäldern in exstatischem Zustand umher. Von ihnen stammt Medusa ab. Medusa ist vor allem wohl wegen ihrer wilden Haarpracht berühmt, dem Haar also, das Sigmund Freud mit den achtarmigen Fühlern eines Tintenfischs und dem weiblichen Geschlechtsorgan assoziierte.

Man sieht auf Abbildungen immer nur das Gesicht der Medusa, weil der Held Perseus ihr den Kopf abgehauen hat. Auf den meisten Bildern sieht sie grauenerregend aus, mit ihren starrem Blick und der aus dem Mund heraushängenden Zunge. Mit diesem Blick konnte sie Menschen zu Stein verwandeln, so glaubte man. Griechische Bäcker malten ihr Gesicht, das auch Gorgonenhaupt genannt wurde, oft auf ihre Ofentüren, um die Menschen davon abzuhalten, die Ofentür zu öffnen und das Brot so durch die Zugluft zu ruinieren. Aus dem gleichen Grund wird sie als Repräsentantin der geheimsisvollen Mondgöttin gesehen, über die nur Eingeweihte etwas wissen. Neugierige sollten deswegen vertrieben werden, wozu sicherlich auch das Aussehen der Medusa beitragen konnte. Das Furchteinflößendste an ihr ist das Schlangenhaar, das sie mit den hinduistischen Asketen gemein hat.

Bei genauerer Betrachtung ist es eigentlich naheliegend, sich das Haar als Schlangen vorzustellen, können doch sowohl Haare als auch Schlangen sich selbst erneuern, indem sie sozusagen ihre Haut wechseln. Bei der Regeneration des Haars bildet sich eine Hornschicht auf den Zellen aller Haare, mit Ausnahme einiger weniger Zellen, die dann jeweils eine Ansammlung von Keimzellen bilden, woraus schließlich das neue Haar entsteht. Diese Fähigkeit, sich zu regenerieren, ist für die Verbindung von Haaren und Schlangen verantwortlich, und genau aus diesem Grund hat man gern Extrakte aus getöteten Schlangen in Mixturen gegen Kahlköpfigkeit verwendet. Die Fähigkeit zur Regeneration hat auch dazu geführt, daß sowohl das Haar als auch die Schlangen als Symbol der Wandelbarkeit galten, wie auch der Mond, der sich vom Vollmond zum Neumond verändert. Gleichzeitig ist die Verwandlung etwas, das wichtig beim Eintritt in mystische oder kultische Zustände ist. So gesehen kann man eine Linie von den neuzeitlichen, umherwandernden hinduistischen *Sanyasi* in Kataragama zu dem antiken Mondkult und den Mysterien des alten Griechenlands ziehen, wo jeweils die Exstase das Mittel zur mystischen Vereinigung mit Gott ist bzw. war und wo das Schlangenhaar ein physischer Ausdruck für diese religiöse Vereinigung ist.

## Das ungeschnittene Haar und der ungeschorene Bart der Sikhs

Das Wort Sikh bedeutet Schüler oder Lehrling. Der Sikhismus ist um 1500 von Nanak als eine Religion gegründet worden, in dem heutigen indischen Teilstaat Pandschab. Nanak hat viele der hinduistischen und moslemischen Vorstellungen und Rituale, die seine Zeit prägten, verworfen, aber auch einen Teil davon übernommen. Es war dann der Guru Gobind Singh, der beim Neujahrsumzug 1699 die spezielle Sikh-Bruderschaft schuf, die Khalsaen oder De Rene heißt. Man schwor, die fünf ›Ks‹ einzuhalten, was unter anderem bedeutete, Haar und Bart ungeschoren zu tragen, und verlangte, daß man einen Kamm im Haar trug, der je nach dem *kesh* oder *kungha* genannt wurde. Alle fünf Ks haben eine symbolische Bedeutung, derzufolge das Haar mit der Stärke und der Willenskraft, die in der Meditation liegt, identifiziert wird: der Kamm beispielsweise mit der Ordnung, der Disziplin und der Reinheit, auch mit der Kontrolle über die gefährlichen Kräfte, die im ungeschnittenen Haar wohnen können. Das gekämmte, ungeschnittene Haar sollte helfen, zwischen Sikhs und den hinduistischen Sanyasi mit ihren verfilzten Haarlocken unterscheiden zu können. Es wird gleichzeitig darauf verwiesen, daß die Sikhs zwar über geistige Kräfte verfügen, aber ihr weltliches Leben im Gegensatz zu den hinduistischen Askesen fortsetzen durften. Das geistige Leben sollte dabei von dem weltlichen kontrolliert werden. Unterbewußt verweist die Symbolik auch auf die sexuelle Potenz, die unter Kontrolle gehalten werden soll, damit sie zur Quelle für geistige Kräfte wird. Hinzu kommt ein weiteres ›K‹, *kirpan*, ein kurzer Dolch, der heute von vielen als Miniaturausgabe getragen wird und Mut und Wille symbolisiert, für den Glauben, das Recht und das Leben der Unterdrückten zu kämpfen. Hinzu kommt *kara*, ein Strahlenarmband, das um das rechte Handgelenk getragen wird und mit Gottes Einheit in Verbindung steht. Und schließlich *kucha*, so heißen die kurzen Beinkleider, die unter den Hosen und dem Lendentuch getragen werden und die Keuschheit symbolisieren.

Die Khalsaer entwickelten sich schnell zu einer Organisation von bewaffneten Glaubenskämpfern. In diesem Zusammenhang sind unterschiedliche Theorien über *kesh*, also die Sitte, das Haar ungeschnitten und den Bart ungeschoren zu tragen, entstanden. So ist vermutet worden, daß es überhaupt keine Neuerung war, sondern daß sich schon die Gurus, die vor Guru Gobind Singh lebten, sich an die Tradition der indischen Asketen angepaßt hatten und sich niemals Haare oder Bart schnitten. Indem Guru Gobind Singh dies zu einem Gebot für seine Anhänger machte, gelang es dem Guru, das Ideal asketischer Heiligkeit zu betonen, um so dem Wunsch nach soldatischen Heiligen entgegenkommen zu können. Dies entspricht der Theorie, daß der Bart schon immer als Symbol von Stärke und Manneskraft wie auch als militärisches Erkennungszeichen verwendet worden ist. Oft hat man in der Vorzeit die Krieger als Heilige bezeichnet und ihnen verboten, sich die Haare zu schneiden. Eine andere Theorie besagt, daß Gobind Singh viel Zeit damit zugebracht hat, die hinduistische Siegesgöttin Durgas um Beistand anzurufen. Durgas wurde immer mit langem, ungeschnittenem Haar portraitiert, was den Guru womöglich glauben machte, daß er und seine Anhänger aus Respekt vor der sie beschützenden Göttin auch das Haar ungeschnitten lassen müßten. Die einfachste Erklärung ist jedoch, daß Gobindh Singh, indem er seine Anhänger nach außen sichtbar als Sikhs auftreten ließ, erreichte, daß sie ihren Glauben nicht leugnen konnten, wenn sie danach gefragt wurden. Die Sitte, das Haar ungeschnitten und den Bart ungeschoren zu tragen, kann möglicherweise auch auf eine Jat-Sitte zurückgeführt werden, aus der nordwestlichen Grenzregion des Pandschab, wo die Stammesmitglieder das Haar bis auf die Schultern herabhängend trugen und den Bart ungehindert wachsen ließen.

Auch Frauen können die Weihe empfangen und tragen danach den Titel *knaur*, was Prinzessin bedeutet. Der Titel der Männer ist Singh, was wiederum Löwe heißt. Die Frauen sind nicht verpflichtet, den bei den Männern vorgeschrieben Turban zu tragen. Die Männer können auf den Turban nur dann verzichten, wenn bei der Arbeit eine andere Kopfbedeckung vorgeschrieben ist. Es gibt ein durchdachtes System von Ausnahmen bei der großen Anzahl an Regeln, besonders für die Sikhs, die im Ausland leben. Im Teilstaat Pandschab, wo der Großteil der Sikhs wohnt, sind die Vorschriften so auch in sehr viel höherem Grad verbindlich als im Ausland. Außerhalb von Indien gibt es besonders in England und den USA große Sikh-Gemeinden, auf der ganzen Welt verteilt sind viele kleine Gemeinden angesiedelt. Insgesamt schätzt man, daß es auf der ganzen Welt rund 15 Millionen Sikhs gibt.

## Die Kraft des Bartes

In weiten Teilen der Welt wird der Bart als ebenso heilig wie das Kopfhaar angesehen. Den Mitgliedern eines ostafrikanischen Massai-Klans, die für Regenmacher gehalten werden, war es nicht erlaubt, ihren Bart zu rasieren, weil der Bartverlust mit dem Verlust der Fähigkeit, Regen heraufzubeschwören, einherging. Der Häuptling der Massai und die anderen zauberkundigen Männer sind demselben Gebot aus dem gleichen Grund gefolgt, denn auch sie meinten, in dem Moment, in dem sie ihren Bart abrasierten, verlören sie ihre übernatürlichen Kräfte. Mohammed, der Begründer des Islam, trug ebenfalls einen ungeschorenen Bart – wie auch seine Anhänger. Für einen strenggläubigen Moslem ist es immer noch der wichtigste Eid, beim Bart des Propheten zu schwören. In der Stadt Srinigar im Kaschmir wird eines der Barthaare des Propheten als heilige Reliquie aufbewahrt. Auch der Bart der Könige ist oft als besonders heilig und bedeutungsvoll für das Wohlergehen des Königreichs angesehen worden. Man glaubte einmal, daß drei Barthaare des Königs, eingefügt in den Siegelwachs eines Dokuments, eine Gewähr für die Versprechen bedeuteten, die das Dokument aussprach. Ein solches Schriftstück aus dem Jahre 1121 schließt mit dem Satz: »Auf daß diese Worte den Betreffenden erreichen, um dort Wurzeln zu schlagen wie eine Eiche. Aus diesem Grunde habe ich dem Siegel drei meiner Barthaare beigefügt.« In alten Zeiten wurden die Könige von Persien, Ninive, Assyrien und Babylon traditionellerweise mit Bart abgebildet, und bei besonderen Gelegenheiten betonten die ansonsten glattrasierten ägyptischen Könige und einige der Königinnen ihre königliche Würde mit Hilfe eines künstlichen Bartes.

Die Menschen statten ihre Götter mit dem aus, was sie bei sich selbst am meisten bewundern. Deshalb stellen sie die Götter mit langen, flatternden Locken und mit einem Bart dar, als Zeichen für ihre Stärke und ihre Macht. Zeus, der oberste Gott der alten Griechen, derjenige, der die Wolken bewegen und Regen und Schnee verursachen konnte, wurde als majestätischer Mann mit langem, gelocktem Haar und einem Bart abgebildet. Im Norden war Thor einer der mächtigsten Götter. Mit seinem Wagen, der von zwei Böcken gezogen wird, fuhr er über das Himmelsgewölbe und verursachte Donner, so die Überlieferung. Er konnte aber auch einen Sturm erzeugen, indem er durch seinen rothaarigen Bart, den man am Horizont funkeln sah, blies. In der Wikingerzeit hatte das Haar ebenfalls eine sehr wichtige Bedeutung, was man an Namen wie Harald Haarschön, Sigtryg Silberbart, Thorolf Läusebart etc. ablesen kann. Thor galt als verläßlicher Begleiter der Seefahrer, da er Unwetter über die Gegner bringen konnte, so wie er es beispielsweise tat, als er ein Unwetter gegen Olav Tryggvason heraufbeschwor, indem er in seinen Bart blies. Aufgestachelt wurde er von seinen Gefolgsmann Raud. In der *Flateyjarbók* heißt es dazu:

> »Raud sprach: ›Blase Du in dein Barthaar, dann werden wir ihm kräftig entgegentreten.‹ Thor sagte, daß dabei nicht viel herauskommen werde, aber dennoch ging er darauf ein, und Thor blies kräftig in sein Barthaar, so daß es sich sträubte. Augenblicklich erhob sich ein mächtiger Sturm gegen den König.«[39]

Aber auch der christliche Gottvater wird typischerweise mit einem ehrwürdigen, Weisheit symbolisierenden, langen und weißen Bart abgebildet, obwohl Christus erst in späteren Darstellungen einen langen Bart und wehendes Haar hat.

Wegen der Würde und der Heiligkeit, die dem Bart zugeschrieben wird, galt es mancherorts und zu bestimmten Zeiten als gefährlich, ihn abzuschneiden, und als grobe Beleidigung, wenn eine anderer den Bart berührte. Für den Bart galt also das gleiche wie für das Haupthaar. Im Alten Testament ist der Bart das Kennzeichen für Würde im Alter. Das hebräische Wort für alt ist von dem Wort für Bart angeleitet. Im Dritten Buch Mose wird das Schneiden des Bartes verboten, ein Verbot, was insbesondere die Priester und Nasiräer betraf. Sich den Bart zu raufen oder sich zu rasieren, ist eines der Zeichen für Trauer, kann aber auch Verhöhnung ausdrücken. Den Bart zu verhüllen, heißt wiederum, sein Gesicht zu verlieren. Die streng orthodoxen Juden rasieren auch heute noch nicht jeden Tag den Bart, auch wenn die offizielle Erklärung heutzutage dafür ist, daß Gott dem Mann den Bart gegeben habe, um ihn von der Frau zu unterscheiden, und es deshalb falsch sei, sich der von Gott gegebenen Natur zu widersetzen. Das scheint eine erstaunliche Rationalisierung der alten Vorstellungen über die Heiligkeit des Bartes zu sein. Dessen Unverletzbarkeit kommt unter anderem im *Zweiten Buch Samuel* zum Ausdruck. Hier wird erzählt, wie Israels König David in den Krieg gegen die Ammoniter zog – wegen des ehrlosen Zustands, in den ihn seine Boten gebracht hatten. Sie hatten die Hälfte der Bärte abrasiert und die Hälfte der Kleidung abgeschnitten, so daß die Hälfte von ihrem Gesäß unbedeckt war.

Selbst zu Zeiten, wo die Mode glattrasierte Gesichter vorschrieb, blieb der Bart immer noch das Merkmal der Philosophen. Im Gegensatz zu heute begegneten früher die Menschen dem Alter mit viel Respekt. Mit ihm assoziierte man Weisheit und Wissen. Es war daher naheliegend, daß ältere Männer sowie ältere Götter einen ehrwürdigen Bart hatten und aus diesem Grund auch kluge Männer einen tragen mußten. Der griechische Philosoph Sokrates, dem vorgeworfen wurde, die Regierung stürzen und die Jugend verderben zu wollen, wurde im ersten Jahrhundert nach Christus von dem römischen Satiriker Perseus ›Der bärtige Lehrmeister‹ genannt. Im gleichen Jahrhundert berichtet der Römer Plinius der Ältere, wie der griechische Philosoph Euphrates aufgrund seines Bartes den Leuten sowohl Furcht als auch Respekt einflößen konnte.

Zu Lebzeiten des russischen Zars Peter des Großen im 17. Jahrhundert sah man den Bart stets als Zeichen von Weisheit. Als ein Gesandter aus dem Westen einmal glattrasiert und ohne Schnurrbart am russischen Hof auftauchte, protestierte der Zar gegen die Beleidigung. Es wird erzählt, daß der Gesandte auf den Protest mit folgenden Worten reagierte: »Wenn der königliche Herr gedächte, die Weisheit nach der Menge an Bart zu beurteilen, hätte er auch ein Ziege senden können.« Vielleicht führte diese Antwort dazu, daß der Zar seine Vorstellungen revidierte, denn einige Jahre später versuchte er seine Untertanen dazu zu bringen, sich den Bart abzurasieren. Er legte 1687 eine Steuer von 100 Rubel auf den Bart eines Edelmannes und eine etwas geringere Summe auf die Bärte niedrigerer Schichten fest. Zahlte man die Steuer nicht, wurde der Bart zwangsweise abrasiert.

Im 19. Jahrhundert wurde das wehende Haar, der Bart und die Koteletten durch den Einfluß der romantischen Bewegung zum Erkennungszeichen für Intellektuelle und Außenseiter, die in Opposition zu der bestehenden Gesellschaftsordnung standen. Der Bart war aber auch traditionellerweise das Zeichen für Anführer, Propheten und Philosophen in Gestalt von Lenin, Karl Marx und Friedrich Engels. Im 20. Jahrhundert wurde dem Bart aufs neue der Symbolwert der Rebellion zuerkannt, durch Gestalten wie Che Guevara und Fidel Castro. Weil aber der Bart als Kennzeichen für Intellektualität sowie Gesellschaftskritik angesehen wird, bekommt der Bart in gewisser Weise auch einen dämonischen Beigeschmack, was an das erinnert, was von alters her in den Vorstellungen vom teuflischen Helden und des göttlichen Bartes vorhanden war.

Der Teufel ist manchmal mit nicht weniger als drei Bärten dargestellt worden, gewöhnlich zumindest aber mit einem Spitzbart, der an einen Geißbock erinnert und mit dem Animalisches assoziiert wird und der im Gegensatz zu dem langen, weißen Vollbart des lieben Gottes steht. Das Aussehen des Teufels stimmt mit dem des griechischen Hirtengott Pan überein, der das wilde, animalische und erotische Prinzip symbolisierte. Er wurde meist von den Satyrn begleitet, die halb Tier, halb Mensch waren und mit dem gleichen Ziegenbart ausgestattet waren wie Pan selbst. Die arabischen Dschins, Naturgeister und

Personifikationen des Gefährlichen im Menschen, trugen zum Teil ebenfalls einen ähnlichen Spitzbart. Ein solcher Bart galt auch sonst als charakteristisch für Wilde und spielt eine bedeutende Rolle in der traditionellen Symbolik, wo Wilde zu Repräsentanten der ungezähmten Natur wurden, noch bevor es den Kulturmenschen gab. Das spiegelt sich beispielsweise auch darin wider, daß Seeleute häufig einen besonders kräftigen und spitzen Bart trugen.

Das Abenteuer vom Ritter Blaubart enthält diese dämonische Seite des Menschen in Form der Schilderung der bestialischen Ermordung der verschiedenen Frauen Blaubarts. Die Erzählung stammt aus dem Jahr 1697 und wurde von dem Franzosen Charles Perrault verfaßt. Man sagt, sie sei von Gilles de Rais beeinflußt, dem französischen Marschall, der im 15. Jahrhundert dafür verurteilt wurde, im Rahmen des Teufelskultes mehr als 150 Jungen gefoltert zu haben. Perrault hat das grauenerregende Aussehen noch gesteigert, indem er ihm einen blauen Bart verlieh, was das Widernatürliche in seinem Wesen andeutete, denn die Farbe Blau gilt als Symbol für die Schattenseite (die blaue Stunde), für das Unerklärbare (ins Blaue sprechen) und das Geheimnisvolle in unserem Dasein. Manchmal ist auch der Teufel mit blauem Gesicht abgebildet worden, zum Beispiel auf einer Glasmalerei aus dem 14. Jahrhundert in Fairford Church in Gloucestershire. Der Bart kann auch zum Symbol für Perversion und Begierde werden und ist gleichzeitig nach den psychologischen Schriften C. G. Jungs ein Bild für den destruktiv tötenden Animus, das heißt für alle zerstörerischen Gedanken, die die weibliche Psyche im Geheimen überfallen kann. Insofern symbolisiert der Bart etwas halb Bewußtes, somit Gefährliches, das unter Verschluß gehalten werden sollte und an das die Frau die Bedingungen richten sollte, um sich von der dämonischen Seite in sich selbst zu befreien. Das geschieht in der Erzählung insofern, als Blaubart schließlich für seine Verbrechen mit dem Tod büßen muß, so wie auch Gilles de Rais im wirklichen Leben hingerichtet wurde. Auch der russische Mönch Rasputin soll die gleichen dämonischen Züge besessen haben. 1907 wurde er am Zarenhof aufgenommen, wo er großen Einfluß auf die Zarin bekam, die ihm übernatürliche Fähigkeiten zusprach. Rasputin war – wie die Propheten und Magier der Vorzeit – ein stark behaarter Mann mit einem langen schwarzen Bart und mit einer ungewöhnlichen Macht über Frauen, was mal auf seine Behaarung, mal auf seinen Penis zurückgeführt wurde. Er und auch die erotischen Orgien seiner Anhänger waren berüchtigt, und man hat ihn einer Unzahl von Verbrechen verdächtigt. So gesehen erinnert er an die frühchristlichen Vorstellungen über den Satan. Gleichzeitig tritt er im 20. Jahrhundert in der Rolle eines extrem markanten Wilden auf.

## Haarfarbe

Von der Antike bis in die Zeit der Renaissance waren rotblondes und goldblondes Haar die beliebtesten Haarfarben in Europa und auch über Europa hinaus. Es galt als

Privilegium, blond zu sein, und man assoziierte es mit der Sonne und reifem Weizen. Man sah die Farbe als Ausdruck von Wärme und Reife. Braunes Haar schien eher an unterirdische Wärme zu erinnern und an eine nicht greifbare innere Reife.

Das Sternzeichen der Jungfrau wird blond dargestellt. Als Symbol für die Monate August und September ist die blonde Haarfarbe in den Mittelmeerländern mit dem Herbst verbunden. Von dort stammen auch die ersten Abbildungen. Die Künstler stellten oft einen Zusammenhang zwischen dem Haar der Jungfrau und dem Getreide, das sie in der Hand hält, her. Das Getreide symbolisiert den hellsten Stern in der Konstellation und heißt Spica, die ›Kornähre‹. In einem Manuskript von Abu Masar über die arabische Astronomie, um 1400 entstanden, spiegelt sich dies in den geflochtenen Ähren um den Kopf der Jungfrau. In einer nordfranzösischen bemalten Handschrift aus dem 16. Jahrhundert ist das gleiche Goldpigment für die Darstellung des Weizens wie auch für das Haar und die Strahlen der Jungfrau verwendet worden, um so auf die Fruchtbarkeit hinzuweisen, die in der Sonne gereift ist. Sie ist Jungfrau in der heidnischen Bedeutung des Wortes, das heißt bereit zur Heirat, also nicht im Sinne von unberührt und enthaltsam. Im Palazzo Schifanoia in Ferrara, wo die Fürstenfamilie Este wohnhaft war, ist die Darstellung des Sternzeichens der Jungfrau auf einem der Fresken von der römischen Frühlingsgöttin Prosperpina inspiriert. In der einen Hand hält sie eine Getreideähre, in der anderen einen Granatapfel, und ihr volles, goldblondes Haar korrespondiert hierbei mit der goldenen Ähre. Die Verbindung zwischen Sonne und blondem Haar legt nahe, daß es sich um eine spirituelle und magische Kraft bei dieser Haarfarbe handelt. Ein Gott war es, der Licht in das Dunkel der Welt brachte und Wärme in die Kälte. Dieser Gott, der die Sonne war, besaß auch Haare, die beim Menschen wiederum als Zeichen für Stärke und Kraft galten. Dieses Haar war sichtbar. Wenn das strahlende Gesicht im Begriff war, hinter einer Wolke zu verschwinden oder dahinter wieder auftauchte, wurden die Strahlen des glänzenden Haars erkennbar, und es glich goldenem oder rotblondem Haar und sah aus, als ob es ein Gesicht umstrahle. Es ist daher nicht verwunderlich, daß die frühen Indoeuropäer, die sich in Indien niedergelassen hatten und die Sonne verehrten, ihren Gott mit Begriffen wie der »Langhaarige« oder der »Goldenhaarige« ansprachen. Die alten Hymnen in der heiligen Schrift der Hinduisten, *Rig-Veda*, bezeichnen den Sonnengott als »die strahlende Sonne mit den flammenden Haaren«. Die Bedeutung der Haare wird vielleicht am deutlichsten in der folgenden Beschwörung, die von einem Magier ausgesprochen wird, während er mit dem Feuergott Agni kommuniziert:

> »Das Haar nährt das Feuer, nährt den Liebestrunk, nährt Himmel und Erde.
> Das Haar ist die Sonne, die uns das Universum erblicken läßt.«[40]

Auch die Römer beschreiben ihren Sonnengott als mit schönem Haar ausgestattet. Dem alten ägyptische Sonnengott Ra wurde ebenfalls goldenes Haar nachgesagt. Auch anderen Sonnengöttern war solches strahlendes Haar eigen, zum Beispiel dem griechischen Sonnengott Helios und dem Sonnengott Apollo, dessen Beiname Chrysocomes war, also »Der mit den goldenen Locken«, und dessen Lyra aus dem eigenen Haar angefertigte Saiten hatte. Die Mexikaner nannten ihren Sonnengott Quetzalcoatl, »der Buschhaarige«, während der Sonnengott der Azteken Tzontemoc hieß, »der mit dem kräftigen Haar«, was sich auf die kräftigen Sonnenstrahlen gegen Abend bezog.

Sonnen-Haar ist oft mit sieben Locken oder sieben Strahlen abgebildet worden, eine Anzahl, die wahrscheinlich auf die sieben Planeten hinweist. Viele Sonnengötter aus weit auseinanderliegenden Kulturen werden in der beschriebenen Weise dargestellt. Eine Wandmalerei in Pompeji zeigt Helios, den Kopf umkränzt mit sieben deutlich unterschiedenen Strahlen. Der persische Sonnengott Mithras hat neben seinem kräftigen Haar ebenfalls sieben solcher Strahlen, die von seinem Kopf abstehen wie gefährliche Speere. Die frühchristliche Kunst zeigt manchmal auch Christus mit sieben Strahlen auf dem Kopf. Eine stilisierte Version davon entwickelte sich zum Glorienschein und wurde in der weltliche Sphäre der Ursprung der Krone und ein Symbol der souveränen Herrschaft.

Auf diesem Weg erhielt das Haar einen starke Konnotation von Göttlichkeit und wurde ein Symbol für die magische und spirituelle Kraft der Götter, an denen viele Sonnenhelden teilhatten. Neben der strahlenden Haar-

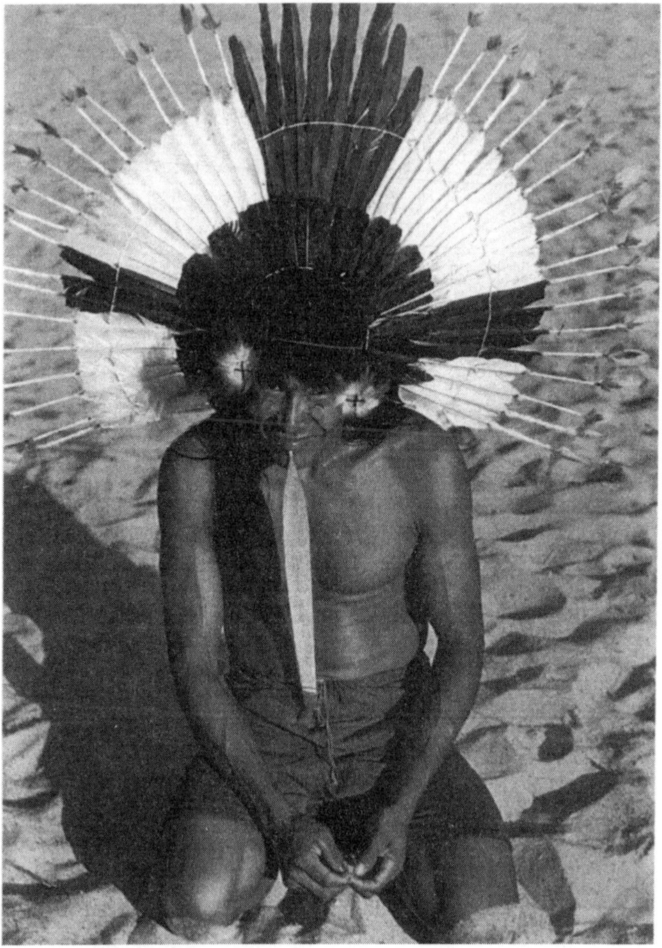

Abb. 15: Ein Inka-Indianer aus dem Karaje-Stamm in Südamerika mit einem besonderen Federschmuck, der beim Eintritt eines Jungen in das Mannesalter verwendet wird. Die Federn, die eine Verlängerung der Haare darstellen, sind bei dem jungen Mann wie ein Strahlenkranz um den Kopf arrangiert und erinnern an die Sonne oder das ›Haar‹ der Sonne.

pracht war für diese charakteristisch, in physischer, sexueller und magischer Hinsicht überlegen zu sein. Diese Kraft verschwände aber, schnitte man das Haar ab, so wie die Kraft der Sonne nachläßt, wenn die Strahlen hinter dem Horizont verschwinden. Wie die Sonne waren auch die Sonnenhelden einsame Gestalten, die stets allein umherwanderten.

Der bekannteste von allen ist Samson, dessen Name möglicherweise von dem hebräischen Wort *shemesh* abgeleitet ist, was Haar bedeutet. Nicht Samson aber war der ursprüngliche Sonnenheld. Der wirkliche Archetypus ist Gilgamesch aus dem sumerisch-babylonischen Epos mit gleichem Namen. Gilgamesch war möglicherweise eine historische Person, die das Euphrattal im dritten Jahrtausend vor Christus erobert hat. Später wurde er mit den Attributen eines Sonnengottes ausgestattet. Das auffälligste Merkmal an ihm war sein üppiges Haar, das ihm bis über die Schulter reichte, und sein langer Bart. Skulpturen stellen ihn im allgemeinen mit langem, dichtem Haar dar, das schlangenartig gewunden ist. Mit seinen geschwollenen Sehnen und dem Löwen unter dem Arm ist er der Prototyp des griechischen Herkules und des biblischen Samson. Die Babylonier stellten sich vor, daß die Sonne nach den sieben Monaten des Jahres durch Leprakrankheit geschwächt wurde, was dazu führte, daß sie ihr Haar verlor. Im Mythos erkrankt Gilgamesch genau um diese Zeit. Wie die Sonne ist er gezwungen, eine lange Reise über das dunkle Wasser zu machen, um gereinigt zu werden und so sein Haar wiederzuerlangen. Er fand dann zu seiner ursprünglichen Stärke und kehrte, wie die Sonne, strahlend und erneuert zurück. Die gleichen Muster kann man in der Legende über den irischen Sonnenheld CuChulainn entdecken, der in der Nacht zum ersten November krank wird, also dann, wenn die dunkle Zeit beginnt, und der, um gesund zu werden, ins Jenseits reisen muß. CuChulainn, der Ulsterheld, ist mit einem bemerkenswerten Aussehen geboren worden. Er hat schon bei der Geburt sehr ungewöhnliches Haar. Es wird als sehr dunkel beschrieben, an den Wurzeln rot und als hell an den Spitzen. Wenn er sich im Kampf befindet, stehen ihm die Haare zu Berge, und an jedem Haar brennt eine Flamme, denn er ist auch der Sohn des Lichtgottes und Kriegsgottes Lugh. Ein anderer Krieger, Cu Roi Mac Daire, hatte ihn einmal dadurch gedemütigt, daß er sein Kopfhaar abgeschnitten hatte. Seine Frau Blodeuwedd aber unterstützte CuChulainn dann dabei, den Ehemann zu ermorden, indem sie sein Haar in guter Dalila-Manier an den Bettpfosten festband.

In der nordischen Mythologie ist einer der kraftvollsten Gestalten der Donnergott Thor, den man sich als massiven, rothaarige Hühnen vorstellte. In der *Saga Eriks des Roten* behauptet Thorhall, daß er ein Gedicht über Thor geschrieben habe, und prahlt damit vor seinen christianisierten Reisegefährten: »Der Rotbärtige hat euren Christus überwunden! Das habe ich mit meinem Gedicht über Thor, auf den Männer sich verlassen können, bewiesen.«[41]

Thor war aber nicht nur einer der markantesten Vertreter des Heidentums. Die Farbe seines Bartes scheint auch auf die Farbe des Himmels hinzudeuten, wenn ein

Unwetter heraufzieht. So galt er auch als augenscheinlich hitziger Mann. Das geht unter anderem aus seiner Reaktion auf Lokis Angriff auf seine Frau Sif hervor, über die wir nicht viel mehr wissen, als daß sie wunderbar goldenes Haar hatte. Man hat vermutet, daß dies von alters her ein Zeichen für ihre Funktion als Fruchtbarkeitsgöttin war. Ihr kräftig glänzendes Haar könnte das goldene Getreide symbolisieren. Es gab ohne Zweifel eine Verbindung zwischen Thor als Wettergott und der Fruchtbarkeit der Erde: Der Blitz schlägt in die Erde ein, der Regen strömt nieder und macht die Erde dadurch fruchtbar. Loki war halb Gott halb Riese, auch rothaarig und dafür bekannt, oft Unheil anzurichten. Einmal, als Sif schlief, schnitt er ihr die Haare ab. Als Thor dies bemerkte, ergriff er Loki mit seinen starken Armen und wollte ihm jeden Knochen im Leib brechen. Loki flehte um Gnade und versprach ihm, die Schwarzalben dazu zu bringen, für Sif Haare aus reinem Gold herzustellen, das wie richtiges Haar wachse. Thor beruhigte sich, und Loki machte sich auf, die Schmiede der Alben zu besuchen. Sie versprachen, nicht nur das Haar, sondern auch ein Schiff zu fertigen, Skidbladnir, das so schnell segelte wie der Wind, sobald die Segel gesetzt waren. Sie stellten auch einen Speer namens Gungnir her, der im Flug nicht stehenblieb – sowie den Thorshammer, insgesamt also drei sehr wichtige Götterattribute.

Von diesem Götterparnaß war die christliche Kirche aus gutem Grund nicht allzu begeistert. Sie hielt auch nicht viel von der Farbe Rot, was aus der Offenbarung des Johannes hervorgeht, wo die große Hure Babylon auf einem siebenköpfigen, scharlachroten Untier sitzt. Der Fuchs und das Eichhörnchen galten wegen der Farbe ihres Felles als mißtrauische Tiere. Es war die Farbe der Hölle, des Teufels und der Hexen. Nach und nach wurde es eine verbreitete Überzeugung, daß man Rothaarigen nicht Glauben schenken sollte, weil man sie für hitzige und schlechte Menschen hielt. Rotes Haar war gleichbedeutend mit Unglaube und unzuverlässigem Gemüt. Der deutsch-römische Kaiser Otto II., der gegen Harald Blauzahn kämpfte, wurde der Rote oder Sanguinarius genannt, was auf seine Blutrünstigkeit und Unmenschlichkeit hinweist. Loki wurde zusammen mit dem Teufel abgebildet, und sein rotes Haar wurde als Zeichen seiner Falschheit und seines verräterischen Wesens angesehen. Der allergrößte Verräter aber war Judas, der auf Wandmalereien des 14. Jahrhunderts mit rotem Haar abgebildet ist und seitdem immer so dargestellt wird.

Im Gegensatz zu dem roten Haar besaß das goldblonde Haar einen hohen Status. In der keltischen Tradition, die in den Mythen und Sagenzyklen aus England, Schottland und Irland weiterlebte, war blonder Haarwuchs nicht nur ein Zeichen für feminine wie auch maskuline, sondern auch für die königliche Schönheit. Im Laufe der Zeit wurde es auch zu einem Attribut einer Reihe übernatürlicher Wesen, darunter Meerjungfrauen und Elfen. Giraldus Cambrensis hat im *Itenarium Cambriae* über seine Walesreise 1180 geschrieben. Er berichtet hier über einen Jungen, von dem man erzählt, er sei in ein Elfenland gekommen, wo alle, Männer wie Frauen, prächtiges hellblondes Haar hätten, das ihnen bis über ihre Schultern reichte. Die Elfenprinzessin Niam, die Ossion in das Land der Jugend holte, hatte den Beinamen »die mit dem goldenen Haar«. In der shetländischen Folklore gibt es eine Erzählung über das goldblondgelockte Mädchen von Unst, das unter dem besonderen Schutz der Elfen stand:

> »Es war einmal ein Mädchen, bei deren Geburt die Mutter von Elfen verhext worden war. Sie wuchs zu einem hübschen jungen Mädchen heran, mit wundervollem blondem Haar. Es rankte wie Sonnenstrahlen um sie, und alle bewunderten die ungewöhnliche Haarpracht. Kein Kind und kein anderes junges Mädchen trug das Haar so ungezähmt, nur sie, und die Leute erzählten, daß jedesmal, wenn sie versuchte, das Haar am Kopf festzustecken, die hellen Locken sich weigerten, ihren Händen zu gehorchen, und sich langsam wieder lösten, bis sie wieder am Kopf abstanden wie zuvor.
>
> Das Mädchen konnte wunderschön singen, denn das Singen war eine Elfengabe. Sie ging oft spazieren und sang munter vor sich hin, während die Leute sich wunderten und die jungen Männer ihr Herz an sie verloren. Man glaubte, daß sie unter dem Schutz der Elfen stand, weil ihr alles so leicht von der Hand zu gehen schien. Ihr goldenes Haar wurde »die gute Gabe von denen, die sie gern haben« genannt. Aber bald geschah es, daß eine Hexe diese Gabe besitzen wollte, und einmal, als das Mädchen schlief, kam die Hexe und schnitt ihr das wunderbare Haar ab.

Das arme junge Ding kehrt nach Hause zurück, seines Strahlenglanzes beraubt, und verkümmerte von da an mehr und mehr. Der Gesang erstarb auf ihren Lippen, und der Glanz erlosch in ihren Augen. Als sie starb, sagten die Leute, daß das Haar wieder zu wachsen anfing und zu der früheren Länge angewachsen war, noch bevor der Sarg geschlossen wurde.

Der Hexe war es nicht vergönnt, ihren Triumph auszukosten, denn die Elfen fanden sie und bestraften sie so, wie sie es verdiente.«[42]

Die Erzählung ist interessant, weil darin viele bekannte Motive über das Haar zu finden sind: vor allem die Verbindung zwischen blondem Haar und der Sonne. Daß das Haar sich nicht zusammenbinden läßt, ist ebenso charakteristisch für das unordentliche, wehende Haar, das Menschen mit magischen Fähigkeiten auszeichnet wie auch diejenigen, die außerhalb der sozialen Ordnung in nahem Kontakt zum Göttlichen stehen. In der Erzählung wird das Haar des Mädchens auch mit seiner Lebenskraft identifiziert, die sie verliert, sobald ihr das Haar abgeschnitten wird. Aber die Kraft im Haar wird als so groß empfunden, daß es auch noch nach ihrem Tod weiterwächst.

Von den übernatürlichen Wesen sind es vor allem die Meerjungfrauen, die für langes, helles Haar bekannt sind. Es ist verantwortlich für ihre gefährliche und verführerische Wirkung. Am bekanntesten ist die Erzählung über die schöne Meerjungfrau Loreley, die auf einem Felsen am Rhein saß und sich ihre goldenen Locken kämmte.

Bei ihrem Anblick verfielen die Seeleute einem Zauber und wurden dadurch in den Tod gelockt. Sobald sie ihre Haarspange in das Wasser warf, konnte dies zu einem gewaltigen Sturm führen, so daß das Wasser des Rheins anstieg. Auch wenn hier vor allem die betörende Kraft des Haares betont wird, so ist der Sagenstoff doch eigentlich eine späte Form der alten Mythen, die von Quellnymphen, Flußgöttinnen und anderen Göttinnen handelten und die alle in Beziehung zu dem lebensspendenden Element Wasser standen. Vor allem die griechische Liebesgöttin Aphrodite oder Venus, die aus dem Gischt des Meeres geboren ist, wurde mit langem, goldblondem Haar abgebildet, beispielsweise von dem Renaissancemaler Botticelli. Die verführende und überwiegend negative Kraft, die das im Haar der Meerjungfrauen bedeutet, zeigt eine deutliche Dämonisierung des Haares, das ursprünglich ja ein Fruchtbarkeitssymbol war. Nun wird das Haar zu einem Netz, mit dem Beute gefangen werden kann, und es ist gleichzeitig Symbol eines gewaltigen Appetits auf Männer. Diese Meerjungfrauen sind es, die das Vorbild für die *femme fatale* waren, mit ihren quallenartigen und würgenden Haarlocken – ein Frauentyp, der insbesondere Fin-de-siècle-Maler wie Gustav Klimt, Aubrey Beardsley und Edvard Munch beschäftigt hat.

Oft befindet sich das Leben, die Seele und die Kraft aber in nur einem oder drei Haaren. Nisus, der König von Megara und der Gründer von Nisaia, hatte ein einziges rötlich-goldenes Haar auf der Mitte seines Kopfes, und es wurde ihm prophezeit, daß der König sterben werde, sobald man ihm das Haar ausziehe. Als Nisaia von den Kretern belagert wurde, verliebte sich Skylla, die Tochter des Königs, in Minos, den König der Kreter. Sie zog Nisus dann im Auftrag von Minos das schicksalsschwangere Haar aus, wohlwissend, daß das Leben ihres Vaters und das Wohlergehen des Staates davon abhing. Megara mußte sich ergeben und Nisus starb, wurde aber in einen Habicht verwandelt und seine Tochter in einen Raubvogel. Genauso erging es König Pterelaos, der von seinem Taufpaten, dem Meeresgott Poseidon, ein goldenes Haar der Unsterblichkeit bekommen hatte. Im Kampf gegen Amphitryon zusammen mit seinen Verbündeten starb er dann in dem Moment, in dem seine Tochter Komaitho ihm aus Liebe zu Amphitryon das goldene Haar abschnitt. Beide Mythen haben ihren Usprung wahrscheinlich darin, daß viele Könige der Antike als Repräsentanten der Sonne angesehen und ihr goldenes Haar mit den Strahlen der Sonne verknüpft wurden. Wenn ihnen von ihren Töchtern das Haar geraubt wurde, weist das im Kern auf die rituellen Opfer der Sonnenkönige hin, die einmal stattgefunden haben müssen. Vielleicht kann man eine Verbindung bis zu diesen Mythen zurückverfolgen, wenn in modernen griechischen Volksmärchen erzählt wird, daß die Stärke des Mannes in drei goldenen Haaren auf seinem Kopf verborgen liege. Sollte seine Mutter sie ihm ausziehen, werde er schwach und furchtsam und von seinen Feinden getötet.

Das Motiv mit dem gestohlenen Goldhaar findet sich auch in dem Märchen *Die drei goldenen Haare des Teufels* der Gebrüder Grimm. In dem Märchen wird ein armer Junge von einem König ausgesandt, um drei der goldene

Haare des Teufels zu besorgen. Der Teufel lebt in der Hölle zusammen mit seiner Urgroßmutter, die sich überaus bereitwillig zur Zusammenarbeit mit dem Jungen zeigt. Sie verspricht, ihm zu helfen. Während sie die Läuse aus dem Haar ihres Urenkels entfernt, richtet sie es so ein, daß sie die drei gewünschten Goldhaare ausreißt und ihn gleichzeitig dazu bringt, einige Rätsel zu lösen, worum der Junge sie gebeten hatte. Auf diese Weise wird er nicht nur allwissend, er erhält auch die Prinzessin zur Frau.

Hier ist das Haar ebenfalls das Symbol für die Lebenskraft, aber im Unterschied zu den anderen Geschichten bedeutet das Abschneiden des Haares in diesem Fall nicht, daß die Kraft abnimmt oder auf irgendeine Art den Teufel schwächt. Der Teufel ist als Gestalt jedoch in gewisser Weise auch bedeutender als ein König und bedeutender als ein Krieger, ein Prophet oder Asket. Er ist in der Hierarchie höher als ein Halbgott plaziert. Seine Macht ist genauso groß wie die der mächtigsten Götter.

# HEXEN, HUREN UND SOLDATENFLITTCHEN – ÜBER DAS HAARESCHNEIDEN ALS STRAFE

Die christliche Kirche hatte großen Einfluß darauf, welche Haarlänge von Frauen bzw. Männern getragen wurde. Grundlegend war wohl Paulus' Ermahnung im *Ersten Brief an die Korinther* (11,14–16): »Lehrt euch nicht die Natur selbst, daß es für den Mann eine Schmach ist, wenn er langes Haar trägt, daß es hingegen der Frau zur Ehre gereicht, wenn sie langes Haar trägt? Das Haar ist ihr gewissermaßen als Schleier verliehen worden.«

Paulus war jüdischer Abstammung; jüdische Männer aber ließen ihr Haar lang wachsen und schnitten es nur in seltenen Fällen ab. Es ist daher anzunehmen, daß Paulus seine Auffassung von den Römern übernommen hat. Es gilt denn auch als wahrscheinlich, daß seine Eltern das römische Bürgerrecht besaßen. Bei den Römern war es üblich, daß die Männer im Unterschied zu den Frauen das Haar kurzgeschnitten trugen. Paulus' Worte markieren somit eine Distanzierung vom Judentum. Sie sind gleichzeitig eine politische Äußerung zur Rolle der Geschlechter, denn sie betonen die untergeordnete Rolle der Frau im Vergleich zu der des Mannes. Abgesehen von ihrem Schleier ist die Frau gewissermaßen ein Nichts, und sie ist unmündig, während der Mann keinen Schleier benötigt, denn er ist als Abbild Gottes geschaffen.

Diese Auffassung konnte sich aber erst im Mittelalter durchsetzen. Im 11. Jahrhundert, so heißt es, trug der Bischof von Worcester, St. Wulstan, immer ein Messer bei sich, und wann immer sich ein langhaariges Beichtkind vor ihn hinkniete, um den Segen in Empfang zu nehmen, nutzte er sogleich die Gelegenheit, schwang das Messer und schnitt dem Mann eine Handvoll Haare ab und warf sie ihm ins Gesicht. 1096 proklamierte der Erzbischof von Rouen, daß jeder Mann, der langes Haar und einen Bart trug, aus der Kirche ausgeschlossen werden sollte, vor und auch nach seinem Tod. Zu Beginn des 12. Jahrhunderts erließ wiederum Henry I. von England ein Verbot gegen das lange Haar und ließ seinen Untertanen zwangsweise die Haare schneiden. Auslöser hierfür war eine Predigt von Bischof Serlo, die er in der Normandie gehört und die ihn zu Tränen gerührt hatte. Sie handelte von dem, was unchristlich an langem Männerhaar war. Henry I. war so bewegt davon, daß er dem Kirchenmann sogleich erlaubte, ihm und seinem Gefolge eigenhändig die Haare zu schneiden. Dies ist nur eines der Beispiele, die zeigen, daß es letzten Endes die christliche Kirche war, die mit dem langen Männerhaar kurzen Prozeß machte.

Im Anschluß daran entwickelte sich eine Art sexuelle Neurose, die sich unter anderem in dem charakteristischen mittelalterlichen Landschaftsbild manifestierte. Man stellte hierin gern Flagellanten dar, die man im Hintergrund umherwandern und sich geißeln sah, der sichtbare Ausdruck einer beginnenden Büßerbewegung. Der Körper wurde zum Sündenpfuhl erklärt, und diese Zwangsvorstellung hatte weitgehende Auswirkungen für die Stellung der Frau: Sie wurden nun für das Schlechte, die Sexualität, verantwortlich gemacht. Sie galt von nun als diejenige, die den Mann verdarb. Unter anderem, weil ihr Haar als sexuell provokativ wahrgenommen wurde und weil die junge Kirche glaubte, daß die Jungfrau Maria den Heiligen Geist durch das Ohr empfangen habe, sollten Haare und Ohren unter einer Kopfbedeckung verborgen werden, was ihnen dann ein ehrbares Aussehen verleihe. Auch schon Tertullian, der Kirchenvater von Karthago und einer der Gründer der christlichen Theologie, hatte im 2. Jahrhundert in *De Virginibus Velandis* ausdrücklich festgestellt, daß das Frausein an sich schon herausfordernd und unanständig sei und daß jegliche Weiblichkeit daher verschleiert werden müsse, weil sie Ausdruck einer Art Aufruhr, einer Frechheit gegen Gott sei. Im ersten Jahrhundert hatte der erste der apostolischen Kirchenväter, Clemens von Rom, den Männern eindringlich geraten, kurze Haare zu tragen und es weder zu parfümieren noch anders herauszuputzen, um so zu verhindern, daß es in ihnen die Lust entflamme.

Die Haltung der Kirche zum Thema Haarwuchs hatte in der frühen Neuzeit auch noch andere erstaunliche Vorstellungen zur Folge, unter anderem die vom Werwolf, von dem man annahm, daß sein Haar nach innen wachse, wenn er in Menschengestalt auftrete. Wenn er zu einem Wolf werden wolle, so dachte man, kehre er ganz einfach sein Inneres nach außen. In vielen Gerichtsprozessen wurden die Gefangenen über diese merkwürdige Verwandlung ausgefragt, und einige wurden auch aufgeschnitten, um das nach innen gekehrte Haar sichtbar zu machen. Eine weitere Vorstellung war, daß sich schadensbringende Kräfte in den Haaren der Hexen und Zauberer befanden und daß man ihnen, solange sie ihr Haar besaßen, nichts anhaben konnte. Aus diesem Grund war es in Frankreich üblich, die der Zauberei Beschuldigten am ganzen Körper zu rasieren. Danach wurden sie zur Folter geführt.

Millaeus, der 1541 die *Praxis Criminis* veröffentlichte, war Anfang des 16. Jahrhunderts Zeuge von Folterungen an einer Reihe von Menschen in Toulouse gewesen, die zu keinen Geständnisse gezwungen werden konnten, solange sie nicht nackt ausgezogen und am ganzen Körper rasiert wurden. In diesem Zustand gestanden sie. Eine Frau, die offensichtlich ein frommes Leben gelebt hatte, wurde ebenfalls gefoltert, weil sie verdächtigt wurde, eine Hexe zu sein. Sie ertrug die Schmerzen unerhört standhaft, bis die völlige Rasur ihrer Haare sie dazu trieb, eine Schuld einzugestehen. Der Inquisitor Jacob Sprenger machte sich ein Vergnügen daraus, den unter Verdacht stehenden Hexen und Zauberern die Haare abzuschneiden. Sein gründlicherer Kollege Cumanus ließ es sich aber nicht nehmen, bei 47 Frauen den ganzen Körper zu rasieren, bevor sie in die tödlichen Flammen geschickt wurden. Man glaubte, der Teufel habe nur zu solchen Personen Zugang, die langes Haar besäßen. Deswegen lag es auch nahe zu glauben, daß insbesondere Frauen vom Teufel besessen seien. Wenn jegliche keinerlei Art von Exorzismus Wirkung zeigte, konnte man, wie es der heilige Norbert zu Beginn des 12. Jahrhundert verordnet hatte, die Frau ins Weihwasser setzen und ihr darin das Haar scheren, um die Dämonen ihres Lieblingsverstecks zu berauben. Die weibliche Sexualität wurde hierbei offensichtlich als besonders bedrohlich empfunden, nicht nur während der Hexenprozesse. Im Laufe der Geschichte sind die Frauen in weitaus größerem Maße an ihren Haare bestraft worden als die Männer, sei es für Ehebruch oder andere sexuelle Verstöße, wie den, mit wallendem Haar umherzugehen, was ihnen vor der Eheschließung verboten war.

Den Hexen die Haare abzuschneiden, war nicht nur ein europäisches Phänomen. In der Provinz Bastar im nördlichen Indien war es im 19. Jahrhundert Brauch, Männern und Frauen, die man der Hexerei beschuldigte, die Haare zu scheren und die Haare dann an einen Baum auf einem öffentlichen Platz aufzuhängen. Bei dem Volk der Bhil in Zentralindien schnitt man den Hexen eine Haarsträhne ab und vergrub sie in der Erde, um sie so ihrer früheren Kraft zu berauben. Bei den Azteken in Mexiko war eine ähnliche Praxis bekannt. Hier schnitt man den Hexen das Kopfhaar ab, bevor man sie erschlug, denn nur so könnte man ihnen die Zauberkraft nehmen.

Aber auch schon weit zurück in der Geschichte gibt es Beispiele für diese Form von Strafe. So berichtet Tacitus in seiner *Germania* beispielsweise, daß bei den Germanen auf Untreue im ersten Jahrhundert nach Christus nicht nur das Ausziehen der Kleider und das öffentliche Auspeitschen stand, sondern die Beschuldigten auch dadurch entehrt wurden, daß man ihr Haar kurzschnitt:

»Die Bestrafung folgt auf der Stelle und bleibt dem Gatten überlassen. Der schneidet der Ehebrecherin vor den Augen der Verwandten das Haar ab, jagt sie nackt aus dem Haus und treibt sie mit Peitschenhieben durch das ganze Dorf.«[43]

Charakteristisch für viele Frauenfunde aus der Eisenzeit in den holländischen und norddeutschen Mooren ist, daß sie ganz oder teilweise das Haupthaar geschoren haben. Dies hat man als Bestätigung des Tacitus-Berichts gesehen.

Im Mittelalter wurde die Jungfrau Maria immer mit offenem Haar abgebildet, zumindest mit sichtbarem Haar, als Zeichen für ihren Status als unberührte Jungfrau. In Wirklichkeit aber war offenes Haar schon viel früher, schon im ersten Jahrhundert nach Christus, als Zeichen der Jungfräulichkeit üblich gewesen. Von dieser Sitte berichten Erzählungen der Langobarden und Sachsen, beides Volksstämme, die auch zu den Germanen gerechnet werden. Als mit der Einführung des Luthertums die Marienabbildungen aus den Kirchen verschwanden, blieb dennoch wie selbstverständlich das offene Haar das Symbol der Jungfräulichkeit erhalten; unter anderem auf den Grabsteinen innerhalb der Kirche. Hierauf wurden die unverheirateten Frauen weiterhin mit offenem Haar dargestellt, zum Beispiel auf den Grabsteinen der Schwestern Ermegård und Birgitte Bille, die man in der östlichen Egede-Kirche auf Süd-Seeland in Dänemark sehen kann. Beide Frauen sind 1587 gestorben und sind auf dem Grabstein mit unbedecktem Kopf und offenem Haar abgebildet.

Es geht ebenfalls um diesen Brauch, wenn in einer Hochzeitsrede bei einer Hochzeit, Palmskiölds Hochzeit, 1666 über die Braut gesagt wird: Sie sei mit ihren *capillis* (Haar) – wie sich die Gelehrten auszudrücken pflegen, das heißt mit ihrem unverhüllten Kopf und offenen Haar – eines Mannes noch unwissend.

Der Brauch findet auch oft in dänischen Volksliedern aus dem Mittelalter seinen Ausdruck. In dem Lied über die Töchter des Herrn Ebbe erfahren wir, daß Herr Ebbe sich zu einer Islandfahrt aufgemacht hat. Während seiner Abwesenheit werden seine zwei Töchter von Herrn Bonde und Herrn Skammel vergewaltigt. Als der Vater wieder nach Hause kommt, teilen die Töchter dies dem Vater auf folgende Weise mit:

»Seid willkommen, milder Vater!
Wir beklagen vor euch aufs Äußerste:
Herr Bonde und auch Herr Skammel
haben beide unser schönes Haar unsichtbar gemacht.«[44]

Kennt man den Brauch nicht, das Haar als Unverheiratete offen zu tragen, kann man genausowenig die Lieder über Tovelille verstehen, worin es heißt: »Im Bürgersaal wird zum Tanz gebeten, dort tanzt Frau Tovelil mit offenem Haar.«[45] Diese Zeile bedeutet hier, daß Tovelil zwar die Geliebte des Königs ist, aber doch wie eine Jungfrau auftritt.

Offenes Haar war noch bis ins 16. Jahrhundert das Zeichen der Jungfräulichkeit, und so versteht es sich von selbst, daß eine Braut, die nicht mehr Jungfrau war, das Haar nicht offen tragen durfte. Wenn eine Witwe sich verheiratete, sollte sie ebenfalls mit bedecktem Kopf erscheinen. Das gleiche galt für jede, die vor ihrer Hochzeit schon eine Beziehung mit einem Mann eingegangen war. Grundsätzlich durfte keine Frau, weder als Braut noch im Alltag, mit offenem Haar auftreten, wenn sie keine Jungfrau mehr war. Nur so versteht man die Klage des Propstes aus dem Jahr 1579, daß auf Lolland »unbedeckte Häupter und Haarhuren« nicht bestraft würden. Aber die Strafe folgte. Im Jahr 1600 befahl Christian IV. in Flensburg, daß einem geschwängerten Mädchen, das mit unbedecktem und offenem Haar umhergehe, sogleich das Haar vom Henker abgeschnitten werden müsse und man das Haar an dem Pfahl befestigen solle, an dem die Verbrecher ausgepeitscht würden. Im Jahr 1607 erklärte Christian IV. im norwegischen Kirchengesetz, daß es »der allerschlimmste Verrat an Gott und den Menschen« sei, daß manche Frauen wie Jungfrauen aufträten, aber schon gleich nach der Hochzeit in Mutterschaft gingen. Im Jahr 1624 wurde eine harte Strafe verhängt, 40 Mark an den König und 40 Mark an die Stadt, wenn man sich schwanger mit offenem Haar zeigte. Im gleichen Jahr wurde es Dienstmädchen und anderen Mädchen mit ähnlich niedrigem Einkommen verboten, überhaupt mit offenem Haar aufzutreten. Im Jahr 1633 wurde eine Frau in Helsingør zu einer Zuchthausstrafe verurteilt, weil sie unrechtmäßig mit offenem Haar umhergegangen war. Und im Jahr 1635 wurde Maren Jensdatter zu zwei Jahren Zuchthaus verurteilt, weil sie, nachdem sie unverheiratet zwei Kinder geboren hatte, »mit offenem Haar, das heilige Testament Christi entehrend und zur Verärgerung der christlichen Gemeinde zum Altar gegangen war«[46].

Wo das Gesetz nicht mehr griff, besorgte der Aberglaube die Bestrafung. Es war ein recht verbreiteter Glaube, daß die Braut, die mit offenem Haar auftrat und keine Jungfrau mehr war, damit Krankheit und Unglück über das erste Kind brachte. Hier war nichts anderes von Wichtigkeit, als daß sie ein kleines Stück Stoff am Haar anbrachte, wodurch die schädlichen Folgen abgewehrt werden konnten. Auch die Brautjungfern waren davon betroffen. Wenn sie eine Braut mit offenem Haar, die keine Jungfrau war, begleiteten, würden ihnen schon bald das eigene Haar ausfallen. Um sich dagegen zu schützen, trugen sie, wenn sie einen Verdacht hegten, ein Kupferstück im Haar. Es versteht sich von selbst, daß es als große Schande empfunden wurde, als Braut mit bedecktem Haupt aufzutreten, obwohl man keine Witwe war.

Das Haar der verheirateten Frau sollte nur vom Ehemann gesehen werden dürfen. Aber auch für den Ehemann war die Freude daran oft gering, denn die straffe Kopfbedeckung, unter der das Haar ansonsten verborgen wurde, führte dazu, daß es regelrecht am Kopf verfaulte und die Frauen mit der Zeit kahlköpfig wurden. Was an Haar am Ende des 16. Jahrhunderts unter den Frauenhauben hervorschaute, war so auch nicht deren eigenes, sondern künstliches Haar, hergestellt von den sogenannten Walkefrauen.

Die Strafe, das Haar abgeschnitten zu bekommen, ist keine Spezialität der grauen Vorzeit. Man kann aber sagen, daß es eine Strafe ist, die schon immer vor allem die Frauen betroffen hat. Noch in unserem Jahrhundert sind katholische Frauen, die mit protestantischen Männern oder britischen Soldaten in Ulster ein Verhältnis hatten, von der IRA kahlgeschoren worden. Ebenso wurden in allen deutschbesetzten Ländern Frauen, die sich mit Deutschen eingelassen hatten, die Haare abgeschnitten, auch in Dänemark, wo sie *tysketøse*, Deutschmädchen oder Soldatenflittchen, genannt wurden. Sie sind schon während der Besatzungszeit dafür abgestraft worden, insbesondere aber nach der Befreiung, indem man ihnen eine Tonsur rasierte oder das ganze Haar abschnitt. Weil sie die einzigen waren, die auf diese Art bestraft wurden, scheint hierin ein Ausdruck dafür zu liegen, daß man die sexuelle und geschlechtsspezifisch moralische Norm überschritten sah. Dies scheint mehr im Vordergrund gestanden zu haben als nationale Argumente. Vor allem in den Tagen der Befreiung kam es zu harten Übergriffen auf die Frauen. Sie wurden im ganzen Lande brutal überfallen, und insbesondere junge Arbeiter und Lehrlinge übernahmen es, ihnen die Haare abzuschneiden. Die Abstrafungen hatten hierbei einen unübersehbar sexuellen Charakter. In vielen Fällen kam das Opfer nicht damit davon, nur das Haar geschoren zu bekommen, sondern man riß ihm auch die Kleider vom Leib und zwang es, nackt einen Spießrutenlauf durch die Stadt zu machen, genau wie es vor 2 000 Jahren laut Tacitus die untreuen Ehefrauen mußten. Die Abstrafung war in nicht seltenen Fällen mit direkten sexuellen Übergriffen verbunden, indem die Frauen betastet und ihnen in den Schritt gegriffen wurde oder man ihnen mit Fahrradlack ein Hakenkreuz auf die entblößte Brust malte. In ihrem Buch *Tyskepiger* hat Anette Waring unter anderem einen Bericht eines Widerstandskämpfers, der in Roskilde an einer solchen Aktion beteiligt war, wiedergegeben.

> »Wir waren acht bis zehn aus unserer Abteilung. Wir holten sie ab und fuhren sie hinaus zu einer abseits gelegenen Kiesgrube. Da zogen wir ihr alle Kleider aus oder ließen sie sich auch selbst ausziehen. Die Kleider waren weg, und sie stand splitternackt vor uns. Dann schnitten wir ihr die Haare ab. Total. Sie hatte sehr schönes Haar (...). Selbstverständlich haben wir versucht, ihr Geständnisse abzuzwingen, Geständnisse, die sie aber ganz einfach nicht geben konnte, weil sie nichts zu gestehen hatte. Wir peinigten sie mit Schießereien, drohten damit, sie sowohl zu erschießen und zu zerteilen, und was uns sonst noch alles in den Sinn kam. Und wir erzählten ihr, daß wir ihr Gewalt antun wollten. Wir standen mit brennenden Zigaretten und allem möglichen vor ihr, ohne jedoch davon Gebrauch zu machen. (...) Ich glaube, es waren dann einige von uns, denen plötzlich klar wurde, was wir gerade taten, und daß wir dabei waren, eine Grenze zu überschreiten. Was wir schließlich mit ihr machten, erinnere ich mich nicht. Ob wir sie dort draußen zurückließen – das ist wohl das wahrscheinlichste. Ich glaube, das ganze dauerte anderthalb Stunden.«[47]

Der aggressive sexuelle Unterton in den Formulierungen ist nicht zu übersehen. Es kann daher aufschlußreich sein zu hören, wie das Opfer diese Situation erlebt hat. In *Hiroshima, meine Liebe* von Marguerite Duras beschreibt eine französische Apothekerstochter die traumatische Erinnerung an die deutsche Besetzung von Frankreich. Sie war sechs Monate lang in einen deutschen Soldaten verliebt gewesen und wollte mit ihm nach Ende des Krieges nach Deutschland gehen. An dem Tag, an dem Nevers befreit wurde und an dem die beiden jungen Leute sich verabredet hatten, um nach Deutschland zu fliehen, wird er kurz vor ihrem Rendezvous von einem ihrer Landsmänner niedergeschossen, nahe dem Ufer der Loire. Sie wacht den ganzen Tag und die ganze Nacht über ihn. Am folgenden Tag erst kam dann ein Lastwagen und holte seine Leiche ab, während sie zu einem Lagerhaus beim Marsfeld gebracht wurde:

> »Dort sagten einige, man müsse mich scheren. Ich hatte dazu nichts zu sagen. Das Geräusch der Schere auf meinem Kopf ließ mich völlig gleichgültig. Als es geschehen war, führte ein Mann in den Dreißigern mich durch die Straßen. Es waren ihrer sechs um mich herum. Sie sangen. Ich empfand nichts. Mein Vater, hinter den Fensterläden, hat mich gewiß gesehen. Die Apotheke war wegen Entehrung geschlossen. Man führte mich zurück zum Marsfeld. Man fragte mich, was ich zu tun gedächte. Ich sagte, ich könne dazu nichts sagen. Da riet man mir, nach Hause zu gehen. Es war um Mitternacht. Ich kletterte über die Gartenmauer. Das Wetter war gut. Ich streckte mich im Gras aus, um zu

sterben. Aber ich starb nicht. Ich fror. Ich rief sehr lang Mutter … Gegen zwei Uhr morgens wurden die Fenster hell. Man sagte mich tot. Und ich lebte im Keller der Apotheke. Ich konnte die Füße der Leute sehen und nachts die weite Kurve des Marsfeldplatzes. Ich wurde wahnsinnig. Aus Bosheit. Angeblich spuckte ich meiner Mutter ins Gesicht. Ich habe nur wenig Erinnerung an diese Zeit, während welcher meine Haare nachwuchsen. Außer daran, daß ich meiner Mutter ins Gesicht spuckte. Einige Zeit später begann ich dann zwischen Tag und Nacht zu unterscheiden. Und daß der Schatten die Kellermauern gegen halb fünf Uhr erreichte und daß einmal doch der Winter zu Ende ging. Nachts ganz spät ließ man mich manchmal mit einer Kapuze überm Kopf heraus. Und zwar allein. Auf dem Rad. Meine Haare brauchten ein Jahr, bis sie nachwuchsen. Ich glaube immer noch, daß, wenn die Leute, die mich schoren, sich auf die Zeit besonnen hätten, die Haare brauchen, um nachzuwachsen, sie doch gezögert hätten, mich zu scheren. Mangels Vorstellungskraft der Menschen wurde ich entehrt. Eines Tages kam meine Mutter, mir Nahrung zu bringen, wie sie es gewohnt war. Sie kündigte mir an, es sei nun der Augenblick gekommen, daß ich wegginge. Sie gab mir Geld. Ich bin mit dem Rad weg nach Paris. Der Weg war weit, aber es war warm. Sommer. Als ich in Paris ankam, am Morgen des darauffolgenden Tages, stand das Wort Hiroshima auf allen Zeitungsblättern. Es war eine sensationelle Meldung. Meine Haare hatten eine wohlanständige Länge erreicht. Niemand wurde geschoren.[48]

Am 8. August 1945 warfen die USA die erste Atombombe auf Hiroshima. Sie tötete ca. 100 000 Menschen. Eine Katastrophe mit einer gänzlich anderen Dimension als die beschriebene persönliche Katastrophe der Frau. Aber dennoch. Durch den kleinlauten Tonfall und die knappe Schilderung ohne große Worte werden hier starke Gefühle vermittelt: von Schmerz und Verlust, aber auch von unterdrücktem Zorn darüber, daß ihr die Schande angetan wurde, die Haare abgeschnitten zu bekommen, obwohl sie sich keiner Schuld bewußt war.

# RITES DE PASSAGE – ÜBER DAS HAARESCHNEIDEN ALS INITIATIONSRITUS

Der Psychoanalytiker Charles Berg referiert in seinem Buch *The Unconscious Significance of Hair* (1951) einen Traum über Haare von einem seiner Patienten und beschreibt auch dessen eigene Kommentare:

> »Das Haar kurzgeschoren zu bekommen, ist im Grunde genommen ein Symbol für Kastration. Es ist Teil der Disziplin. Beim Militär wird das Haar kurzgeschoren, auch bei Gefangenen. Bei Mönchen wird das Haar oft ganz abrasiert.«[49]

Diese Deutung des Haareschneidens paßt zu den Fällen, wo es Teil einer Strafe ist, die weder in einer Rasur der Haare am gesamten Körper ihren Ausdruck findet noch in der Rasur und dem Schneiden des Kopfhaares allein. Hier funktioniert sie regelrecht als Methode, die Lebenskraft und die Sexualität des Opfers zu schwächen. Dies galt auch für die Rasur der Haare bei den Gefangenen der Konzentrationslager und Gefängnisse.

Disziplin muß aber nicht zwingend eine symbolische Kastration beinhalten. Das Heer hat so zum Beispiel nicht die Absicht, die Soldaten zu entsexualisieren. Hier zeigt das abgeschnittene Kopfhaar eher an, daß man einer strengen sozialen Kontrolle unterliegt, wo Gehorsam die grundlegende Norm ist. Das gleiche gilt für Mönche und Nonnen, wenn sie ein Zölibatsversprechen ablegen. Die Tonsur der katholischen Mönche ist ein Kastenzeichen, das dem Kurzschneiden der Haare beim Eintritt der Nonnen in das Kloster entspricht. Es folgt die Verpflichtung, das wieder nachwachsende Haar unter einem Schleier zu verbergen. Auch hier ist der Gehorsam die übergeordnete Norm, auch im Hinblick auf das Versprechen der sexuellen Enthaltsamkeit. Andererseits ist das Schneiden des Kopfhaares nicht nur ein Zeichen für Gehorsam. Es ist auch ein Symbol für die geistige Verwandlung, die beim Eintritt ins Klosterdasein stattfindet. Das gilt im gleichen Maße für die buddhistischen Mönche und deren Tradition, sich das Kopfhaar so wie Buddha zu scheren, der Frau und Kinder verließ, sich das Haar schnitt und dem weltlichen Leben entsagte. Wenn sich heutzutage viele junge Mönche nur eine Tonsur rasieren lassen, so ist dies ein Zeichen dafür, daß sie weltlicher geworden sind. Die Tonsur und das glattrasierte Haupt ist aber in jedem Fall das sichtbarste Zeichen für die Verwandlung, die von alters her mit der Vorstellung verknüpft war, auf diese Weise zu einem neugeborenen Kind zu werden, das ebenfalls keine Haare besitzt.

In der Antike war es Brauch, bei religiösen Weihen und dem Eintritt in das Klosterleben entweder das ganze Kopfhaar oder eine Strähne abschneiden zu lassen. Man begab sich unter den Schutz einer höheren Macht, der man das abgeschnittene Haar opferte. Hierbei handelt es sich nicht nur um eine Opfergabe, sondern auch um eine Zurücknahme und einen vollzogenen Verzicht auf ein

Stück Persönlichkeit. Gleichzeitig symbolisierte das Haaropfer, daß man sich den neuen kollektiven Gegebenheiten unterwarf. Die Vestalinnen, die altrömischen Priesterinnen, die zur Aufgabe hatten, das ewige Feuer im Vesta-Tempel auf dem Forum Romanum zu hüten, opferten ebenso einen Teil ihres Haars der Göttin Vesta, die Gottheit für Haus und Herd. Das abgeschnittene Haar wurde an einem alten Lotusbaum aufgehängt. Auch die Isis-Priesterinnen hatten kahlgeschorene Köpfe, ebenfalls ein deutlicher Hinweis auf ihren Status einer Neugeborenen bzw. Wiedergeborenen, was dann auch bei der rituellen Prüfung zu Beginn der Weihe besonders deutlich in Szene gesetzt wurde. Die Weihe bestand darin, daß die zu Weihende durch einen engen und furchterregenden Korridor mit Mumien und Menschenskeletten kriechen mußte, was einen Gang durch den Geburtskanal, also eine Geburt, symbolisieren sollte.

Ein weiteres Beispiel für das Haareschneiden als Ausdruck sozialer Kontrolle sind die israelitischen Nasiräer, die einen Teil ihres Lebens Gott weihten und Askese gelobten. Zum Abschluß ihre Weihezeit bekamen sie den Kopf geschoren. Danach waren sie wieder den allgemein geltenden Regeln der Gesellschaft unterworfen. Ein anderes Beispiel, wovon im *Dritten Buch Mose* (14,8–10) erzählt wird, sind die Leprakranken, denen, nachdem sie für geheilt erklärt worden waren, das Haar abrasiert wurde, was gleichzeitig eine Reinigung bedeutete:

> »Hierauf muß der, welcher rein erklärt werden soll, seine Kleider waschen, sein ganzes Haar scheren und

sich baden; so wird er rein. Danach darf er in das Lager hineingehen, muß aber noch sieben Tage außerhalb seines Zeltes bleiben. Am siebten Tag soll er nochmals sein ganzes Haar scheren, seinen Kopf, seinen Bart und seine Augenbrauen, kurz, all sein Haar soll er scheren, seine Kleider waschen und sich baden; so wird er rein.«

Darüber hinaus ist das Haareschneiden noch bei einer Reihe anderer Übergangsritualen praktiziert worden, so zum Beispiel, wenn während der Schwangerschaft den Frauen vorgeschrieben wurde, sich entweder das ganze Haar oder zumindest vor der Geburt drei Haare abzuschneiden, um so einem späteren Haarverlust vorzubeugen. Man hat dieses Haaropfer als eine Art Reinigung angesehen. In der griechischen und römischen Antike war es ebenfalls Brauch, daß eine Braut vor ihrer Hochzeit etwas von ihrem Haar opferte. Auch eine Braut orthodoxen jüdischen Glaubens schnitt ihr Haar bei der Eheschließung kurz und trug als verheiratete Frau ein *Sheitel* oder eine Perücke. Der Grund hierfür lag darin, daß eine treue Ehefrau ihr Haar nicht vorzuzeigen hat, denn das Haar der Frau wurde von den Rabbinern zu ihrer Nacktheit gerechnet, die nur von ihrem Ehemann angeschaut werden durfte.

Das Haareschneiden spielt auch in Verbindung mit dem Tod und der Trauer eine große symbolische Rolle. In der ganzen Welt gibt es den Brauch, sich bei einem Todesfall die Haare abzuschneiden oder gar auszureißen. Bei den Trobriandern in Melanesien trägt eine Witwe als

Zeichen der Trauer ein Halsband aus Perlen, das mit dem Haar des Mannes verwebt ist, während ihr eigenes Haar abrasiert wird und zu einem Kragen verflochten ist. In Japan war es während der Kaiserzeit üblich, daß sich eine Frau das Haar abschnitt, wenn ihr Mann gestorben war. Sie legte das Haar in eine Pilgerschachtel, damit ihr Mann etwas von ihr in die andere Welt mitnehmen konnte. Noch heute rasieren sich die Moraner, die zum Stamm der Samburu in Nordwestkenia gehören, immer, wenn jemand stirbt, das Haar ab. Die alten Griechen hatten die Tradition, das Haar des Toten kurz vor der Beerdigung an die Tür zu hängen, und die Trauernden rissen sich ebenfalls oft das eigene Haar aus oder schnitten und rasierten es zum Teil ab und legten es auf die Leiche ihres Freundes oder Verwandten. So verhielt sich auch der Kriegsheld Achill bei dem Tod seines Freundes und Kriegsgefährten Patroklos. Auch die spanische Königin Christina legte ihr abgeschnittenes Haar bei der Beisetzung ihres Mannes, dem verstorbene König Alfonso XII., im November 1885 in seinen Sarg.

In der heiligen Stätte für die phönizische Göttin Astarte in Byblos war es bei der alljährlichen Trauerfeier zu Ehren ihres geliebten verstorbenen Adonis Tradition, daß die Frauen sich das Haar abschnitten. Diejenigen, die sich weigerten, dies zu tun, wurden gezwungen, Geschlechtsverkehr mit fremden Männern zu haben, um auf diese Weise ihre Schamhaftigkeit der Göttin zu opfern, die dieses Opfer als Ersatz für das Haaropfer akzeptierte.

Als Frida Kahlo von ihrem Mann Diego Rivera verlassen wurde, schnitt sie sich das Haar kurz und schuf ein

Selbstportrait, *Selbstportrait mit kurzen Haar* von 1940, auf dem man sie mit dem abgeschnittenen Haar auf einem Stuhl sitzen sieht. Eine der Haarlocken hängt wie ein totes Tier zwischen ihren Beinen herunter. Die Schere, mit der sie die Haare abgeschnitten hat, hält sie im Schoß und deutet damit an, daß es nicht nur das Haar war, das sie abgeschnitten hat, sondern das sie sich auch symbolisch einer Kastration unterzogen hat. Am oberen Rand des Gemäldes hat sie einige Strophen eines Liedes aufgeschrieben: »Siehst du, als ich dich liebte, war es wegen deiner Haare. Jetzt, wo du kahl bist, liebe ich dich nicht mehr.« Das Haaropfer scheint hier vollzogen worden zu sein, um der Trauer über den Verlust Ausdruck zu verleihen. Gleichzeitig kündet das Bild von ihrem Zorn und der sexuellen Verletztheit.

Auch in Verbindung mit den ersten Lebensjahren eines Kindes und bei dessen Eintritt in die Pubertät spielt das Haar eine immense Rolle.

## Die ersten Lebensjahre des Kindes

Es ist schon immer empfohlen worden, das Haar und die Fingernägel eines Kindes in den ersten Lebensjahren nicht zu schneiden, da es ansonsten etwas von seinem Mut und seinem Verstand einbüßen könnte. Man glaubte zum Beispiel zu gewissen Zeiten, daß ein Kind nie mehr seine ganze Kraft zurückgewinnen würde, wenn es vor seinem siebten Lebensjahr die Haare geschnitten bekäme. Diese Vorstellungen hingen oft damit zusammen, daß das Neugeborene noch keinen Namen hatte. Erst im siebten Jahr wurden feierlich die Haare abgeschnitten, und das Kind bekam einen Namen und wurde als Mitglied der Familie anerkannt.

Das erste Haareschneiden war schon immer mit allerhand Aberglauben verbunden. In der griechisch-orthodoxen Kirche fand das erste Haareschneiden direkt nach der Taufe statt. In speziellen Gebeten bat man darum, daß Gott das Kind segnen möge, das sein Haar als erste Gabe an Gott geopfert hatte, und ihm zu einem frommen Leben verhelfe. Das erste Haareschneiden wurde von den Männern vorgenommen, unter deren Schutz man das Kind stellen wollte. Das Verhältnis zu diesen Männern erinnerte in vielerlei Hinsicht an eine Vaterschaft. Ein solches Verhältnis zu etablieren war im 7. Jahrhundert auch die Absicht des Kaisers Konstantin Pogonatus, als er das Haar seiner zwei Söhne, Justinian und Heraklius, an den Papst Benedikt sandte. Eine Vaterschaft konnte aber auch eine Adoption bedeuten, zum Beispiel als Karl Martell seinen Sohn Pipin mit dem Gesuch zum Langobardenkönig Luitbrand sandte, daß er dessen Haar schneiden und ihn auf diese Weise adoptieren solle.

Das abgeschnittene Haar wurde von den griechisch-orthodoxen Priestern an einem heiligen Platz aufbewahrt oder dem Paten übergeben. Dieser vermischte das Haar mit Wachs und heftete es an ein Kruzifix: als Symbol dafür, daß das Kind dem Gekreuzigten geweiht war.

Unzählige andere Völker haben das erste Haareschneiden des Kindes als Anlaß genommen, eine wichtige Zeremonie gegen die bösen Geister durchzuführen. Man ging davon aus, daß das Kind zu diesem Zeitpunkt ganz besonders in Gefahr war, von negativen Kräften besetzt zu werden. Man hatte Angst, das Kind könne, wenn man ihm das erste Mal das Haar abschnitt, einen Teil seiner Lebenskraft verlieren. Dies war der Fall bei den Hopi-Indianern in Arizona, die das Haareschneiden nur kollektiv vornahmen, und auch nur einmal im Jahr, nämlich zur Wintersonnenwende. Das erste Haareschneiden beim Erbprinzen im Volk der Inka geschah zum Zeitpunkt der Entwöhnung von der Mutterbrust, im Alter von zwei Jahren. Bei der gleichen Gelegenheit erhielt er seinen Namen. Hierbei erkennt man, wie eng das Haar mit der Lebenskraft verbunden angesehen wird. Der zukünftige König erhält einen Namen und wird in dem Moment zu einer Persönlichkeit, in dem er sein erstes Haar, was ihn noch mit dem pränatalen Leben verbindet, geschnitten bekommt. Nun ist es seine eigene Lebenskraft, die antritt, und nicht die, die er von seiner Mutter bekommen hat.

Bei den Toradja auf der Insel Sulawesi in Indonesien war es Brauch, beim Schneiden der Haare (das nötig war, um Ungeziefer fernzuhalten) einige Strähnen des Haares der Kinder am Scheitel stehenzulassen, damit die Seele dort ihren Zufluchtsort behielt. Ansonsten habe die Seele keinen Aufenthaltsort, und das Kind würde krank werden. Der Volksstamm der Batak auf Sumatra war auch von der Angst getrieben, man könne irgendwie die Seele des Kindes vertreiben. Wenn sie einem Kind die Haare schnitten, ließen sie daher auch immer eine kleine Stelle ungeschnitten, wohin sich die Seele zurückziehen könnte. Meistens wurden diese Strähnen das ganze Leben nicht ab-

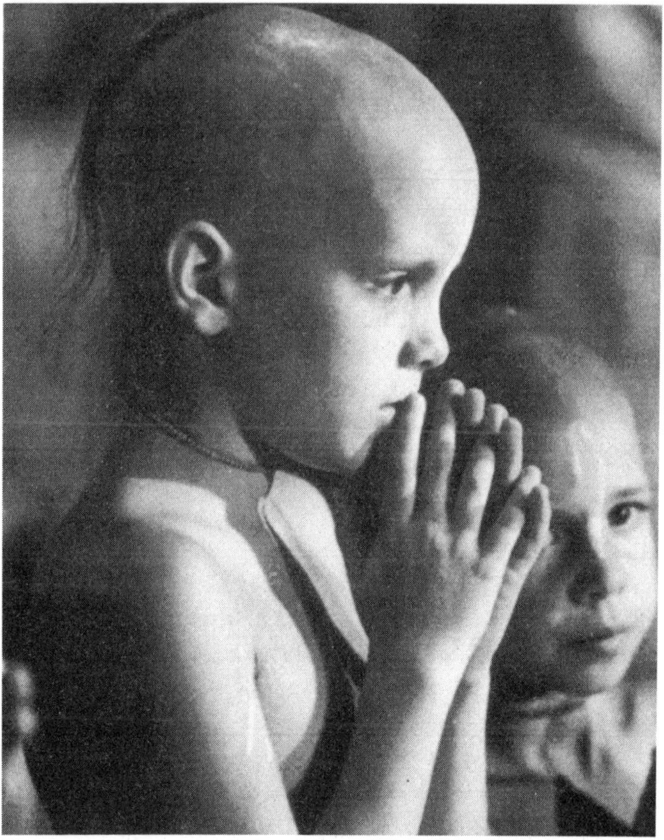

Abb. 16: Aus einer hinduistischen Hare-Krishna-Schule in Texas. Die Jungen sind bis auf eine einzige Haarsträhne kahlgeschoren. In diese Haarsträhne soll sich die Seele zurückziehen können.

geschnitten, zumindestens bis ins Erwachsenenalter. Der gleiche Brauch war in der älteren Eisenzeit bei den Germanen und bei den alten Ägyptern bekannt, wo diese Strähne ›Jugendsträhne‹ genannt wurde.

Wenn die Haare eines Kindes während einer großen Zeremonie in Siam abgeschnitten wurde, legte man das Haar in einen kleinen Behälter, der aus Bananenblättern gemacht war; dieser Behälter wurde dann im nächsten Kanal oder Fluß ausgesetzt. Wenn er wegschwamm, glaubte man, daß alles, was schlecht in der Anlage des Kindes war, damit verschwand. Etwas von dem Haar des Kindes wurde aber auch aufbewahrt, bis daß die entsprechende Person sich aufmachte, um zu den heiligen Fußspuren des Buddha auf dem heiligen Berg bei Prabat eine Wallfahrt zu machen. Das Haar wurde dann dort den Priestern übergeben, die, so erzählte man, Besen daraus herstellten, mit denen sie dann die heiligen Fußspuren fegten. In Wirklichkeit wurde dort jedes Jahr aber so viel Haar geopfert, daß die Priester unmöglich das ganze Haar verarbeiten konnten. Statt dessen verbrannten sie es zum Teil, sobald die Pilger ihnen den Rücken zugedreht hatten.

Auch heute gibt es noch Haarschneiderituale bei Kindern, zum Beispiel auf Madagaskar, wo die Kinder in der Gegenwart des Medizinmannes das erste Mal die Haare geschnitten bekommen, sobald sie ein halbes Jahr alt sind.

## Die Pubertät

Dem Haar in der Pubertät hat man eine besondere Kraft zugesprochen, unter anderem, weil es äußeres Zeichen dafür ist, daß man ab nun die Fähigkeit besitzt, sich fortzupflanzen. Deswegen war man auch überzeugt, daß sich im Haar des Jugendlichen eine doppelte Menge Vitalenergie befände, die einer reicheren Ernte förderlich sein könnte. Im antiken Griechenland war es, laut Plutarch, Brauch, daß die Jungen sich während der Pubertät zum Heiligtum in Delphi aufmachten und dort ihr Haar dem Sonnengott Apollo opferten. Das durften sie aber erst, wenn ihr Bartwuchs begonnen hatte. Vorher waren den Jungen die Haare noch nie geschnitten worden. Auch die alten Römer maßen dem ersten Haareschneiden eine große Bedeutung zu, denn sie feierten es mit einem großen Fest für den Heranwachsenden und dessen Familie. *Despositio Barbae* – die erste Rasur – war ein Teil dieser Zeremonien, um den Eintritt des Jungen ins Mannesalter zu begehen.

Auf der griechischen Insel Delos opferten junge Mädchen und junge Männer ihr Haar am Jungfrauengrab am Eingang zum Artemis-Tempel. Die Mädchen schnitten eine Locke ihres Haares ab, wickelten es auf eine Spindel und legten es auf das Grab, oft unmittelbar vor ihrer Hochzeit. Die Jungen banden ihren ersten Bartflaum in einen Büschel Gras oder einen grünen Trieb. In Hierapolis am Euphrat opferten die jungen Mädchen Strähnen ihres Haars und die jungen Männer ihren Bart der syrischen Göttin. Sie ließen das abgeschnittene Haar in einem Schrein aus Gold und Silber zurück, in dem ihr Name eingraviert war. Die Schreine waren an den Wänden des Tempels festgenagelt.

Aber die Pubertät ist nicht nur durch das Haaropfer gekennzeichnet worden. Bei einigen afrikanischen Stämmen bestand die Weihe des Jungen zum Mann, neben der Beschneidung und der Unterweisung in der Stammeshierarchie, darin, ihn in die Wüste hinauszuschicken, wo er sich selbst eine Kopfbedeckung machen mußte. Die bestand dann aus einer Menge kleiner Zöpfe aus seinem eigenen Haar, in die er Stöckchen und Schalen steckte. Nachts stützte sie den Nacken so, daß der Kopf freilag, damit die wunderbare Frisur weder tagsüber noch nachts zerstört wurde. Bevor dieser ›Haartempel‹ nicht fertig konstruiert war, durfte der junge Mann sich nicht verheiraten, weil er erst die geistige Reife erreichen und einen eigenen persönlichen Charakter entwickelt haben sollte, um die Dinge individuell wahrzunehmen. Seine Aufgabe war es, seine ganze Psyche in symbolischer Form in der Kopfbedeckung darzustellen. Danach erst war er ein erwachsenes Mitglied seines Stammes. Mit anderen Worten, es reichte nicht, daß er die sexuelle Reife besaß. Er sollte auch geistig reif sein, was sich in der Konstruktion ausdrückte, die er aus seinem eigenem Kopfhaar herstellte.

Auch heute noch und in unserer Kultur gilt die Veränderung der Frisur oder das Haareschneiden als wichtiges Ritual beim Übergang von der Kindheit zum Erwachsenendasein. Untersuchungen haben gezeigt, daß das Haupthaar eine der Körperstellen ist, die gefühlsmäßig eine sehr wichtige Rolle für die Identität spielen und für die Wahrnehmung des Selbst von zentraler Bedeutung zu sein scheinen. Deshalb genießt das Haar auch einen großen Teil unserer Aufmerksamkeit und Zuwendung. Das Haar kann zwar, wenn es unterschiedlich gelegt, geschnitten und geschmückt wird, eine ganze Reihe von Dingen signalisieren, eine Veränderung der Frisur gilt aber hauptsächlich als Ausdruck einer veränderten sozialen Rolle. 1987 sollten 84 Studenten und Studentinnen an der Iowa University eine Anzahl von Fragen über ihre Veränderung der Frisur zu Anfang der Pubertät beantworten. Es stellte sich als Gemeinsamkeit heraus, daß die Veränderung der Frisur davon beeinflußt war, wie und wann man sich von der Kontrolle der Eltern losgelöst hatte. Es war auch abhängig von dem individuellen Bewußtsein von Sexualität und von Veränderungen im sozialen Umfeld, zum Beispiel einem Umzug, Examen oder der Anschluß an soziale Organisationen. Recht viele erzählten, daß ihre frühere Frisur von den Eltern ausgewählt worden sei. Fast alle in der Untersuchung berichteten, daß sie sich endlich durch ihre neue Frisur von der Autorität der Eltern hatten befreien können und es das Haar war, was oft zum Hauptgrund für Konflikte mit den Eltern sorgte. Wenn ein Konflikt entstand, unterdrückten einige Eltern die Wünsche der Kinder nach Unabhängigkeit, was die Kinder häufig dazu brachte, sie unverholen herauszufordern:

»Als ich ein Kind war, hatte ich mein Haar so, wie es meine Mutter wollte. Wenn sie es kurz wollte, bekam ich es kurzgeschnitten. Wenn sie mich mit Locken sehen wollte, bekam ich Locken. Wie auch immer es war, bestimmte meine Mutter. Als ich aber kurz vor Abschluß der 9. Klasse war, begann ich selbst, die Kontrolle über meine Frisur zu übernehmen. Einen Sommer fühlte ich mich ganz besonders trotzig. Ich hatte zu dem Zeitpunkt auf dem ganzen Kopf Dauerwellen. Ich ließ mir mein Haar nun auf der rechten

Seite ganz kurz schneiden, bis zum Ohr. Auf der linken Seite ließ ich es aber lang. Das gefiel mir damals tatsächlich ... Laß dir das Haar nie so schneiden, wie es deiner Mutter gefällt. Mach lieber das Gegenteil, und du bist bestimmt glücklicher.«[50]

Viele wurden von ihren Eltern nicht gerade unterstützt, als sie sich von zu Hause lösen wollten, aber dafür um so mehr von den Freunden, die ziemlich häufig einen normativen Einfluß ausübten, der genauso groß war wie derjenige, den die Eltern früher besessen hatten. Die Frage, welche Frisur man haben sollte, wurde nun anderswo beantwortet, zum Beispiel beim Friseur. Aber unter allen Umständen zeugt der Entschluß zu einer bestimmten Frisur oft von dem Prozeß einer eigenen Identitätsschaffung.

Einige der Teilnehmer der Untersuchung erzählten auch davon, daß sie genau dann anfingen, ihrem Haar mehr Aufmerksamkeit zu widmen, als sich bei ihnen ein Bewußtsein von Sexualität entwickelte. Ein junger Mann erinnert sich daran:

»Zwischen der 7. und der 8. Klasse wuchs ich insgesamt etwa fünfzehn Zentimeter und verlor gleichzeitig circa fünf Pfund. Die Tatsache, daß ich, anstatt verhältnismäßig klein und dick zu sein, größer und dünner wurde, veränderte nicht nur mein Erscheinungsbild nach außen, sondern auch meine Wahrnehmung der Mädchen, also wie ich sie betrachtete. Ich glaube, daß es auch einige hormonelle Veränderungen waren, die da eine Rolle spielten. Ich begann, mich mehr um mein Aussehen zu kümmern ... Die größte Veränderung trat aber ein, als ich mich für mein Haar zu interessieren begann.«

Sexuelle Motive beeinflußten auch die Wahl der Frisur. Einer der Teilnehmer der Untersuchung empfand den Besuch bei einer Friseuse als einen wichtigen ›rite de passage‹ zur Männlichkeit. Andere wählten die Friseuse nach deren sexueller Ausstrahlung aus.

Die Mädchen waren weniger offen als die Jungen, was ihre sexuellen Motive bei der Wahl des Frisur angeht. Viele von ihnen romantisierten ihre sexuellen Wünsche in der Phantasie. Langes Haar bedeutete für einige Wildheit, Freiheit, Jugend und Romantik. Bei anderen war es mit der Vorstellung verbunden, am Hochzeitstag von allen bewundert zu werden. Das führte dazu, daß die Jungen langes Haar ebenfalls mit Romantik und Weiblichkeit in Verbindung brachten. Das hatte häufig die Forderung zur Folge, daß die neue Freundin sich das Haar lang wachsen lassen solle:

»Jedesmal wenn ich mit einem neuen Jungen ging, wollte der immer, daß ich mir langes Haar zulegte. Das tat ich dann auch. Wenn wir Schluß machten, war immer das erste, wozu ich Lust hatte, mir das Haar wieder kurz zu schneiden.«

Hier wurde es zu einem wichtigen Ritual, die Haare wieder kürzer zu tragen. Damit machte sich das Mädchen nach der mißlungenen romantischen Beziehung wieder unabhängig. Das kurze Haar scheint hier als eine Art persönliche Stabilitätszone funktioniert zu haben.

Eine Veränderung der Frisur geschieht oft auch bei sexuellen Übergangsphasen, als Schritt im Kampf um eine soziosexuelle Identität. Die Pubertät ist gekennzeichnet durch eine gewisse Unsicherheit im Sozialverhalten und im physischen Auftreten, unter anderem, weil man so sehr mit seinem Aussehen beschäftigt ist und am liebsten einem anderen gleichen will. Bestimmte Frisuren werden gerade deshalb so oft gewählt, weil sie als besonders sexuell attraktiv angesehen werden oder weil sie eine wichtige symbolische Rolle in den romantischen Phantasien spielen. Neue Frisuren, die von bestimmten Rollenmustern inspiriert sind, werden oft als Mittel benutzt, die eigene neue sexuelle Identität zu erforschen.

# DAS HAAR ALS FETISCH

Ein Fetisch ist ein nicht belebter Gegenstand, dem aber eine gewisse Kraft zugeschrieben wird, der ein eigenes Leben zu besitzen scheint und dem man deshalb mit einer gewissen Ehrfurcht begegnet. Körpersekrete wie Blut und Samen haben schon immer einen solchen Fetischcharakter ausgestrahlt. Das gleiche gilt für Haare und Nägel. Beides spielt im Zusammenhang mit der Magie ein wichtige Rolle. Sie werden hierbei oft zum Stellvertreter für denjenigen Körper gemacht, zu dem sie gehören. Man hat sie meist auch als etwas angesehen, das mit einer besonderen Vitalität ausgestattet ist. Das liegt im Hinblick auf Haare und Nägel wohl darin begründet, daß sie immer weiterwachsen und in der Lage sind, sich zu regenerieren. Kopf- und Barthaar gilt als in Verbindung mit der Seele des Menschen stehend. Den Kopf hielt man für heilig und das Haar für die Verlängerung der Persönlichkeit, ähnlich dem Schatten, dem Fußabdruck und dem Eigennamen. Das Haar hat deswegen nicht nur eine wichtige Rolle in Verbindung mit rituellen Handlungen gespielt, sondern auch in Verbindung mit Magie, unter anderem auch bei den nordamerikanischen Indianern, die ihre Feinde mit der Vorstellung skalpierten, daß sie so deren Seele in Besitz nähmen und den Feind daran hinderten, zu fliehen und sich später zu rächen. Für sie war das Haar der Sitz der Seele und der Kraft, aber auch das Symbol für Männlichkeit. Der Besitz eines Skalps, das als eine Siegestrophäe galt, vergrößerte ihre eigene magische Kraft.

Daß dem Haar auch heute noch Fetischcharakter zukommt, geht aus den Geschehnissen bei einer Versteigerung des Aktionshauses Bonham in London 1995 hervor. Dort kam eine Locke Karls des Großen unter den Hammer. Das Haus hatte mit einem Preis von 500 Pfund für die Locke gerechnet, sie brachte aber das Achtfache ein. Der amerikanische Sammler John Reznikoff hatte per Telefon das Gebot für das Kaiserhaar gegeben. Bei der gleichen Gelegenheit kaufte er einen Zipfel vom Bart Heinrichs IV. für 1265 und eine Locke von Napoleon Bonaparte für 345 Pfund. John Reznikoff prahlte danach, daß er nun die weltgrößte Sammlung von prominentem Haar habe. Was war es, das ihn 5 610 Pfund, also circa 15 000 DM, für diese drei Haarsträhnen bezahlen ließ? Zu beantworten ist die Frage wohl mit dem Hinweis, daß es sich hierbei nicht um eine ökonomische Investition im Stil von Gemäldekäufen oder dem Kauf von kostbaren Möbeln handelt, sondern daß es eher eine magische Investition war, die ihn die geistigen Fähigkeiten der berühmten Männer besitzen lassen wollte.

In früheren Zeiten hat man in den unterschiedlichsten Kulturen etwas von seinem Haar geopfert, um so mit der Gottheit in Kontakt treten zu können oder so Wünsche erfüllt zu bekommen. Die Frauen der griechischen Antike konnten zum Beispiel ihr Haar opfern, damit sie Kinder bekamen. In der Ilias (XXIII, 144) erfahren wir, daß Achill während seiner vielen und langjährigen Kriegszüge sich das Haar nicht schneiden ließ, weil sein Vater Peleus es dem Flußgott Sperkeios als Gabe versprochen hatte, wenn der Sohn wohlbehalten zurückkehre. Hierbei handelte es sich um ein Dankesopfer. Die ägyptische Königin Berenice opferte ihr Haar, damit ihr Ehemann Ptolomäus in dem Krieg, an dem er teilnahm, nicht ums Leben komme. Es wird erzählt, daß ihre abgeschnittenen Locken zum Himmel hinauf getragen wurden, wo sie zum Sternbild *Coma Berenices*, d.h. Kopfhaar Berenices, wurden, das am Himmel zwischen dem Boot und dem Löwen angesiedelt ist. Das Haaropfer ist auch aus den nördlichen Moorlandschaften bekannt: einfache Zöpfe, die zu dem Zweck geflochten wurden, sie danach abzuschneiden und als Opfergabe im Moor niederzulegen.

Männer, die Rache geschworen hatten, ließen sich oft so lange das Haar nicht schneiden, bis das Versprechen eingelöst war. Ein solcher Brauch, der auch als eine Art Opfer verstanden werden kann, kennt man von den alten Germanen, so von den Chatten, deren junge Krieger sich niemals das Haar abschnitten oder den Bart niemals rasierten, bevor sie nicht einen Feind erschlagen hatten. Über das blutende Opfer gebeugt, wurde deren Stirnhaar dann abgeschnitten. Laut Tacitus erklärte man, daß sie jetzt erst den Preis für ihr Leben bezahlt und dem Vaterland und den Eltern Ehre erwiesen hätten. Auch die Sachsen schnitten ihr Haar nicht ab, bevor sie sich nicht am Feind gerächt hatten. In neuerer Zeit kennt man den Brauch von den Einwohnern der Marquesa-Inseln im

Stillen Ozeans, die zu festgelegten Zeiten den Kopf kahlrasiert bekamen, mit Ausnahme einer Strähne am Scheitel, die dann offen oder als Knoten zusammengebunden getragen wurde. Der Haarknoten wurde aber nur von denen getragen, die ein feierliches Versprechen abgelegt hatten, den Tod eines nahen Verwandten zu rächen. In einem solchen Fall wurde die Strähne nicht abgeschnitten, bevor das Versprechen eingelöst war.

## Die Aufbewahrung des Haares

Die Aufbewahrung des Haares war ein mindestens ebenso großes Problem wie das Abschneiden, von dem man glaubte, es könnte die geistigen Kräfte am Kopf zerstören. Ein Mensch werde genau das Ungemach erleiden, das dem abgeschnittenen Haar zugefügt worden sei, und es war von daher wichtig, das Haar nicht irgendwo aufzubewahren, wo es beschädigt werden oder in die Hände von Böswilligen fallen könnte, die es dann einer magischen Behandlung unterzögen. Oft ist das abgeschnittene Haar abseits, an geschützten Stätten wie an einem Tempel versteckt worden. Dies war zum Beispiel Brauch bei den Eingeborenen auf Tahiti. Oder es ist – wie bei den Maori auf Neuseeland – in den Grabstätten verborgen worden. Sie konnten aber auch einfach nur an geheimen Plätzen versteckt werden, wo weder Sonnen- noch Mondschein hingelangten, also beispielsweise unter der Erde, unter einem Stein oder unter der Türschwelle eines Hauses. Dies war auch ein Brauch in Deutschland, wo man darüber hinaus den Aberglauben kennt, daß eine Frau, die ihr Haar verkauft, sich in die Macht des Bösen begibt.

In Kulturen, die ihr Dasein auf das Jenseits ausrichten, sind die abgeschnittenen Haare und die abgeschnittenen Nägel jedoch nicht aufbewahrt worden, um sie vor dem Mißbrauch und den magischen Kräften zu bewahren, sondern weil sie dem Besitzer bei der Auferstehung wieder zur Verfügung stehen sollten. So waren die Inka in Peru beispielsweise sehr darauf bedacht, Nägel und Haar aufzubewahren, die abgeschnitten worden oder beim Kämmen ausgefallen waren. Sie bewahrten es in Mulden und Nischen in den Mauern auf. Fiel es herunter, so wurde es von jedem anderen Indianer, der es zufällig sah, sofort aufgehoben und in die Nische zurückgelegt. Nach dem Grund dafür befragt, lautete die Antwort immer:

> »Alle Menschen, die geboren sind, werden einmal zum Leben zurückkehren. Ihre Seele wird dann aus dem Grab mit allem, was zu ihrem Körper gehört, auferstehen. Damit wir nicht nach unserem Haar und unseren Nägeln suchen müssen, wenn überall Verwirrung und Eile herrscht, plazieren wir sie an einem Ort, wo man sie leichter finden kann, und wenn es möglich ist, spucken wir auch immer auf die gleiche Stelle.«[51]

Die Moslems bewahrten früher ihr abgeschnittenes Haar ihr ganzes Leben lang auf und nahmen es mit in ihr Grab. Die Armenier hatten die Tradition, weder das abgeschnittene Haar noch die Nägel noch ausgezogene Zähne wegzuwerfen. Sie versteckten sie an Stätten, die als heilig angesehen wurden, wie Spalten der Kirchmauer, Hauspfeilern oder ausgehöhlten Bäumen. Sie glaubten, daß diese abgeschnittenen Teile selbst die Voraussetzung für die Auferstehung seien, und diejenigen, die sie nicht an einer sicheren Stelle aufbewahrten, würden gezwungen sein, am Jüngsten Tag danach zu suchen. In Irland war es Brauch, das Haar im Reetdach zu verbergen, weil man davon ausging, daß der Allmächtige das Kopfhaar des Menschen am Tag des Jüngsten Gerichts nachzählte.

Um aber ganz sicherzugehen, daß das Haar nicht in die Hände eines Magiers fiel, haben manche Menschen es vorgezogen, es zu verbrennen. Das war beispielsweise Brauch in den Vogesen, in Italien oder in Tirol, wo viele ihr abgeschnittenes Haar verbrannten, damit die Hexen es nicht verwenden konnten, um damit ein Gewitter heraufzubeschwören. Andere verbrannten oder begruben es, damit die Vögel daraus keiner Nester bauten: Man glaubte, dies könne dem Besitzer Kopfschmerzen verursachen – oder sogar Geisteskrankheiten.

## Schwarze Magie

Vier Beispiele aus Malaysia, Polynesien, Neuseeland und Australien können illustrieren, wie ein Hexe oder ein Zauberer seinem Feind schaden kann.

Ein malayisches Zaubermittel hatte folgende Rezeptur: Nimm einige abgeschnittene Finger- oder Fußnägel, Haare, Augenbrauenhaare, Spucke und einiges mehr von deinem Feind, am besten von jedem Körperteil der entsprechenden Person eines, und füge es dem Abbild deines Feindes zu, das aus Wachs von einem verlassenen Bienenstock hergestellt ist. Verbrenne die Figur langsam, indem du sie sieben Nächte lang über ein Feuer hälst und sagst: Dies ist kein Wachs, das ich hier verbrenne, das ist die Leber, das Herz, die Milz usw. von meinem Feind, was ich hier verbrenne. Nach dem siebten Mal soll die Figur verbrannt sein, und das Opfer wird sterben. Dieses Zaubermittel kombiniert homöopathische Prinzipien mit der Kontaktmagie, weil das Abbild so hergestellt sein soll, daß es dem Feind gleicht, zugleich jedoch Teile, die einmal mit dem Feind in Verbindung standen, beinhaltet, nämlich Haare, Nägel und vieles mehr. Die homöopathische Magie, die uralt ist und aus dem alten Indien, Babylon und Ägypten bekannt ist, basiert auf einem Gesetz der Ähnlichkeit, soll heißen, man brauchte ein Abbild von seinem Opfer, zum Beispiel eine Zeichnung von ihm im Sand, in der Asche oder im Lehm, um ihm mit der Zauberei schaden zu können.

Bei den Einwohnern der polynesischen Marquesa-Inseln fiel es dem Zauberer zu, einige Haare, etwas Spucke und andere vom Körper abtrennbare Teile desjenigen Menschen, dem er Schaden zufügen wollte, in ein Blatt einzupacken, das Paket in einen Sack zu stecken, der aus Fäden oder anderen Fasern gewebt war und der auf besondere und ausgetüftelte Art zusammengebunden war. Das Ganze wurde im Rahmen einer rituellen Handlung besonderer Art vergraben, woraufhin das Opfer während einer zwanzigtägigen Krankheit ausgezehrt wurde. Sein

Leben konnte nur dann noch gerettet werden, wenn man das Haar oder die anderen Körperteile fand und ausgrub. Sobald dies getan war, hörte der Einfluß des Zaubers unmittelbar auf.

Auf Neuseeland versuchte der Zauberer der Maori, sich eine Strähne des Opfers, auf das er angesetzt war, zu besorgen, dazu einige abgeschnittene Nägel, etwas Spucke oder einen Fetzen von seinen Kleidern. Wenn er sich dies alles verschafft hatte, sang er unterschiedliche Zaubersprüche und Verwünschungen mit einer Fistelstimme und begrub alles in der Erde. In dem Takt, in dem es nach und nach verrottete, siechte der frühere Besitzer dahin.

Ein Eingeborener aus Australien, der seine Frau loswerden wollte, schnitt, während sie schlief, eine Locke ihres Haares ab, band es an sein Wurfholz (ein Brett oder ein Stock, was dazu diente, die Flugkraft des Speers zu vergrößern) und ging damit zu seinem Nachbarstamm, wo er den Speer einem Freund übergab. Der Freund hielt das Wurfholz jeden Abend ins Feuer. Als es schließlich zu Asche geworden war, war es das Zeichen, daß die Frau tot war. Die Art und Weise, wie diese Zauberei funktionierte, wird von einem Wirajuri-Mann folgendermaßen erklärt: »Verstehst du, wenn ein Hexendoktor etwas in die Hände bekommt, was zu einem Menschen gehört, und dies verbrennt und dabei singt, so ergreift das Feuer Besitz von dem Geruch des Menschen und macht mit dem armen Kerl Schluß.«[52]

Etwas einfachere Vorschriften für die Anwendung von abgeschnittenem Haar und abgeschnittenen Nägeln eines anderen finden sich bei Plinius in seiner *Historia Naturalis* aus dem ersten Jahrhundert nach Christus. Hier kann man lesen, daß, wenn man das abgeschnittene Haar und die abgeschnittenen Nägel eines kranken Mannes vor Sonnenaufgang vor die Tür eines anderen Mannes legt, dieser die Krankheit »übernehmen« werde. Der frühere Patient sei geheilt.

## Weiße Magie

Haare hat man in einem symbolischen Zusammenhang mit Kräutern und Gräsern, »den Haaren der Erde«, gesehen, und das Haar wurde oft mit der Vegetation in Verbindung gebracht. Für die Ackerbauern ist das Haarwachstum ein Bild für die Ernährungslage der Pflanzen. Hieraus erklärt sich teilweise die große Bedeutung, die dem Haar in diesem Bereich zugeschrieben wird. Die Parallele liegt gewissermaßen auf der Hand, besitzen doch beide die Fähigkeit des Wachstums und der Regeneration. Darüber hinaus sind Haare wie Pflanzen von der Ernährung, die sie über die Wurzeln bekommen, abhängig. Von beiden glaubt man auch, sie stünden darüber hinaus in einer gewissen Abhängigkeit zu den Phasen des Mondes, die Einfluß auf das Gedeihen hätten, je nachdem, wann die Pflanzen beschnitten werden (am besten bei Neumond) beziehungsweise wann man die Haare schneiden ließe (am besten bei Vollmond). Auch kann das Haar genau wie das Korn ›geerntet‹ werden und wächst dann wieder nach.

Homöopathische oder imitierende Magie wendet man auch an, um Bäume und Pflanzen Frucht tragen zu lassen. Im Inneren der Insel Sumatra waren es immer die Frauen, die den Reis säten. Während sie dies taten, trugen sie ihr Haar offen auf dem Rücken. Der Reis sollte genauso fruchtbar sein und ebenso lang wachsen. Aus dem gleichen Grund wurde in Mexiko ein Fest zu Ehren der Maisgöttin abgehalten, der »Langhaarigen Mutter«, wie sie genannt wurde. Während dieses Festes trugen die Frauen ihr Haar auch offen, und beim Tanzen schüttelten und bewegten sie es hin und her. Dies war wesentlicher Teil der Zeremonie, die dazu beitragen sollte, den Mais in ähnlicher Fülle wachsen zu lassen. Wenn das Getreide genauso lang und gleichmäßig würde, könnten die Menschen im Überfluß leben. Aber der Einfluß ist wohl gegenseitig. Die Pflanzen können ebenfalls den Menschen beeinflussen. Die Cherokee-Indianer erforschten die Botanik so auch hauptsächlich vor dem Hintergrund der Homöopathie. Die knochigen Wurzeln dieser Kautschukpflanzen sind so hart, daß sie fast einen Pflug in der Furche zum Stillstand bringen können. Deshalb wuschen die Frauen ihr Haar mit einer Lauge, die aus den Wurzeln ausgekocht wurde, um so das Haar zu stärken.

Auch mit dem Himmel ist das Haar wegen seiner Parallelen mit den Pflanzen, die von der Erde aus Richtung Himmel wachsen, in Verbindung gebracht worden. Das hieß dann auch, daß man auf die unterschiedlichen Wetterlagen mit Hilfe der Haare Einfluß nehmen konnte. In der nordischen Mythologie konnte der Wettergott Thor einen Sturm erzeugen, indem er hart in seinen Bart hineinblies.

In Tirol glaubte man, abgeschnittenes und ausgerissenes Haar werde von Hexen benutzt, um Hagel und Gewitter heraufzubeschwören. Wenn eine Mani in Westafrika starb, kamen die Leute scharenweise zu der Leiche, um von ihr die Haare, Zähne und Nägel zu entfernen, die sie dann selbst als Regenamulette behielten, weil sie glaubten, daß ansonsten kein Regen mehr fallen werde.

Das Fetisch kann aber auch als ein verdichteter, geistiger Ausdruck einer Person gelten. Ein Beispiel dafür ist der Kult, den es um die Reliquien der Heiligen gab, insbesondere um deren Haarlocken. Der Reliquienkult ist nicht nur Ausdruck von Ehrfurcht gegenüber dem Heiligen, sondern auch des Wunsches, ihrer Tugenden teilhaftig zu werden. Zu einer gewissen Zeit glich der Umgang mit Reliquien regelrecht einem Wirtschaftszweig. Am 29. Dezember 1963 berichteten die Zeitung von großen Unruhen, die aufgrund eines Diebstahls eines der Barthaare Mohammeds aus einer Moschee in Kaschmir entstanden waren. Der Reliquiendiebstahl war Anlaß für einen gewaltigen Aufruhr:

> »Die Polizei wurde letzten Samstag gezwungen, das Feuer auf eine große Menschenmassen zu eröffnen, die aus Protest gegen den Diebstahl plündernd und randalierend durch Straßen der Stadt zog.
>
> Die außer Kontrolle geratene Menge setzte zwei Kinos, eine Reihe von Boutiquen, Autos und eine Polizeistation in Brand.
>
> Das wertvolle Haar war in einem Glas mit Silberdeckel aufbewahrt worden. Das Glas wiederum be-

> fand sich in einer Schachtel aus Silber in einem verschlossenen Schrank. Der Schrank wiederum stand unter ständiger Bewachung einer muslimischen Familie. Die Polizei verhörte inzwischen Hunderte von Personen. Unmittelbar nach dem aufsehenerregenden Diebstahl wurde die Grenze zwischen dem pakistanischen und dem indischen Teil Kaschmirs geschlossen. Das Schloß am Schrank, worin sich die Reliquie befand, war aufgesägt worden. – Gemäß der Tradition war das einzelne Haar von Bijapur in Südindien nach Srinigar gebracht und dort in der Hazratbal-Moschee aufbewahrt worden.«[53]

Hazrabal bedeutet »das Heilige«, was für »das heilige Haar« steht. Der Diebstahl löste nicht nur physische Gewalt aus. Hunderttausend Moslems zogen daraufhin trauernd und weinend durch die Straßen der Stadt. Unmittelbar nachdem die Reliquie verschwunden war, brach ein Generalstreik aus. Ein Repräsentant des indischen Nachrichtendienstes wurde nach Srinigar gesandt, um bei den Untersuchungen zu helfen.

Ob die Reliquie wiedergefunden wurde, und wenn, ob es die echte Reliquie war, die zurückkam, weiß man nicht. Wer kann auch garantieren, daß das gestohlene Haar wirklich vom Kopf des Propheten stammte? Ist dies aber überhaupt wichtig? Das einzige, was in diesem Zusammenhang nämlich von Bedeutung zu sein scheint, ist der feste Glaube an die Reliquie.

Auch die dänische Kirche hat eine Reihe von Reliquien in ihrem Reliquienschatz. Im Verzeichnis der Graubrüderkirche in Roskilde ist von 501 Reliquien die Rede, davon fünf Locken der Jungfrau Maria, zwei Büschel vom Bart der Apostels Petrus sowie zwei Locken vom Haupthaar der Maria Magdalena. Die Magie, von denen diese Reliquien umgeben sind, wird in den vielen Sagen und Legenden deutlich, die darüber berichten, daß das Haar und Bart auch auf den Heiligenbildern noch weiterwächst.

Ein völlig anderes Beispiel für weiße Magie ist der verbreitete Brauch, die Haarlocken der Familienmitglieder aufzubewahren, eventuell sorgfältig geflochten und in einen Glasrahmen gesetzt und manchmal auf der Rückseite von Miniaturen angebracht. Es wurden auch schon immer Lebensbäume angefertigt, für die die verschiedenen Familienmitglieder etwas Haar abgeliefert haben. Oft ist der Name des Familienmitglieds am Ende einer Blüte oder eines Zweiges geschrieben, die aus dem Haar dieses Familienmitglieds bestehen, so daß die Arbeit gleichzeitig auch eine Art Stammbaum und Erinnerungstafel darstellt. Dieser Brauch, und auch der Brauch, die ersten Milchzähne des Kindes aufzubewahren, signalisiert mehr als eine Verewigung einer Erinnerung, sie zeigt auch den Wunsch, daß sich der Besitzer oder die Besitzerin des Haares und der Zähne weiter ein gutes Leben wünscht.

## Liebesmagie

Bis vor etwa hundert Jahren machte es Verliebte oft glücklich, wenn sie wenigstens eine Locke des Geliebten oder

der Geliebten besaßen, wenn sie längere Zeit getrennt sein mußten. Das Haar wurde zum Teil geflochten und als Ohrschmuck getragen oder auch als Uhrkette. Die als Erinnerung aufbewahrten Locken sollten helfen, daß sich die beiden weiterhin vereint fühlten, trotz des großen physischen Abstands zwischen ihnen. Der Brauch, eine Haarlocke des Geliebten in einem Medallion zu tragen, war besonders im 19. Jh. weit verbreitet. In der Kopenhagener Abendzeitung vom 30. Dezember 1803 kann man beispielsweise lesen, »daß es unter Verliebten nun in Mode gekommen sei, einander Halsbänder, Armbänder, Ringe, Kreuze und Uhrbänder, die aus Haar hergestellt waren, zu schenken«. Diesen Brauch kann man jedoch bis ins 13. Jh. zurückverfolgen. So ist eine Erzählung aus dem 13. Jh. aus England überliefert, in der die adeligen Damen ihr Haar in die Gabe hineinwebten, die sie ihrem erwählten Ritter schenken wollten.

Auch für den Wunsch, daß zwei Menschen zusammenfinden sollen, gibt es eine spezielle Magie. In *Der goldene Esel* aus dem 1. Jh. n. Chr., vom römischen Schriftsteller Apuleius verfaßt, wird eine Anleitung gegeben, wie man dies bewerkstelligen kann. Hier wird von einer verheirateten Frau, die zauberkundig war, berichtet. Sie verliebt sich in einen jungen Mann und schickt ihre Magd in die Barbierstube, um einige abgeschnittene Haare des Angebeteten einzusammeln. Das gelingt der Magd jedoch nicht, und um die eigene Haut zu retten, überreicht sie der Herrin statt dessen einige Haare, die sie zufällig bei einem für einen Weinschlauch verwendeten geschorenen Ziegenbalg findet. Mit Hilfe dieses Ziegenhaars will die Dame nun den jungen Mann zu sich zwingen. Wie dies vonstatten geht, wird genauestens beschrieben:

> »Zunächst versorgte sie ihre Wirkungsstätte mit der üblichen Ausrüstung: Spezereien aller Art, mit unleserlichen Zeichen beschriebenen Metalltäfelchen, Wrackstücken von gescheiterten Schiffen und natürlich auch mit Gliedmaßen von Toten und sogar schon Beerdigten in reichlicher Auswahl – Nasen und Finger, Galgennägel mit dem Fleisch von Gehenkten, Blut von Ermordeten und Schädelteile, den Zähnen wilder Tiere entrissen. Dann bespricht sie die rauchenden Eingeweide und besprengt sie mit verschiedenem Naß, bald Quellwasser, bald Kuhmilch, bald wildem Honig und bald auch Met. Nun wirft sie die ineinander verschlungenen und verknoteten Haare mit allerlei Essenzen zum Räuchern auf glühende Kohlen.[54]

Das war eine komplizierte und wohl auch besonders effektive Vorgehensweise. Das Problem war nur, daß statt des Geliebten zwei Weinschläuche angehüpft kamen, von denen die Magd die Haare hatte. Die symbolische Eigenschaft der beschriebenen Knoten ist die Vereinigung, das Festhalten, eine magische Verbindung also. Deren Auflösung hingegen kann ungewollte Kräfte und böse Geister freisetzen. Deshalb sollten auch schwangere Frauen nach antikem Brauch den Tempel der römischen Göttin für Geburten, Juno Lucina, mit offenem Haar betreten, um so jeder Art von Bändern und Knoten vorzubeugen und um so die Geburt zu erleichtern. Fest verknüpfte Knoten konnten nach antikem Volksglauben nicht nur feindliche Dämonen anlocken, ihnen wurde auch ein innewohnender Liebeszauber zugesprochen. In *Der Goldene Esel* wird gesagt, das Haar des Geliebten solle in viele unterschiedliche Knoten geknüpft werden. Die zauberkundige Frau hätte aber auch ihr eigenes Haar mit dem Haar des Geliebten verknoten können, denn das war eine verbreitete Praxis bei magischen Riten. Sie hätte auch dem Essen oder Getränk des Geliebten etwas von sich selbst hinzufügen können: ein paar Haare oder Nägel, etwas Schweiß oder Blut, also alles das, was als besonders zaubermächtig angesehen wurde. Eine andere Möglichkeit wäre gewesen, eigenes Haar zu verbrennen und die Asche in den Trinkbecher des Mannes zu füllen. Oder sie hätte sich drei seiner Haare beschaffen und sie in den Spalt eines Baumstammes legen können, damit die Haare mit dem Baum verwachsen. Er hätte ihr dann nicht länger ausweichen können. Denn das Haar schweißt stärker zusammen als die stärkste Eisenverbindung, so der Volksglaube.

Die französische Fassung der Mittelaltererzählung *Tristan und Isolde* aus dem 12. Jh. gibt am Anfang der Handlung ein anderes Beispiel für die Zauberkraft des Haars. Hier wird erzählt, wie König Marke von seinen Baronen gebeten wurde, sich eine Frau zu nehmen, eine Bitte, der er nicht nachkommen wollte, bevor nicht folgendes geschah:

> »Als der festgesetzte Tag nahte, war der König sehr bekümmert. Er saß alleine in dem großen Saal in seinem Schloß und dachte nach, wie er sich dem Ersuch der Barone entwinden konnte, wenn sie sich in Kür-

ze einfinden sollten. Im gleichen Augenblick kamen zwei Schwalben durch das offene Fenster, das zum Meer zeigte, hineingeflogen. Sie stießen leise Schreie aus, während sie sich um ein langes, blondes Frauenhaar stritten, das die eine Schwalbe im Schnabel hatte. Aufgeschreckt durch ein kleine Bewegung des Königs entfernten sich die ungebetenen Gäste genauso plötzlich, wie sie gekommen waren, und ließen dabei das wunderbare Haar in den Saal fallen. Es war feiner und glänzender als ein Goldfaden. Marke beugte sich nieder und nahm es ganz vorsichtig zwischen die Finger. Er betrachtete es lange voller Bewunderung, und in ihm leuchtet ein Hoffnungsschimmer auf.

Als Tristan eintrat, gefolgt von den anderen Baronen, betrachtete er sie einen Augenblick lang und sagte dann mit schadenfrohem Lächeln: »Freut euch, meine Herren! Ich will eurem Rat folgen und habe nach langer Überlegung mich entschlossen zu heiraten. Aber ihr sollt wissen, daß ich niemanden anderes haben will als die Besitzerin dieses Haares. Eine Schwalbe kam vom Meer her hier hineingeflogen und brachte mir das Haar in ihrem Schnabel. Das ist ein glückbringendes Wahrzeichen, daß ich keinesfalls mißachten will.« Während er diese Worte sprach, nahm er das goldene Haar in seine Hand und ließ es in der Sonnen glitzern.«[55]

Der italienische Dichter Torquato Tasso hat in seinem Kreuzfahrerepos *La Gerusalemma liberata* oder *Das befreite Jerusalem* von 1580 ein drittes Beispiel für die Liebesmagie des Haares geliefert. Während des Angriffs auf Jerusalem kommt es zum Kampf zwischen Tancred und Argantis, dem ägyptischen Botschafter der Stadt. Argantis wird getötet und Tancred tödlich verwundet. Erminia, die Tochter eines früheren Sarazenenkönigs, der Tancred in Liebe zugetan ist, wird von seinem Waffenbruder Vafrino herbeigerufen. Ganz außer sich vor Sorge entfernt sie mit Hilfe Vafrinos die Rüstung Tancreds, und sie versorgt seine Wunden, indem sie sich die Haare abschneidet und sie als Verband benutzt. Das Motiv wurde von dem französischen Maler Nicolas Poussin gemalt und ist in gewisser Weise verwandt mit anderen Liebesbeweisen, beispielsweise dem Frisieren einer Person, die man gern hat.

In seinem Märchen *Die Schneekönigin* hat Hans Christian Andersen beschrieben, wie die kleine Gerda auf ihrer Reise hinaus in die große weite Welt und auf der Suche nach Kay zu einem Blumengarten kommt, wo eine Frau wohnt, die zaubern kann.

> »Die Fenster saßen ganz hoch oben, und die Scheiben waren rot, blau und gelb. Das Tageslicht schien so wunderlich in allen Farben dahinein, aber auf dem Tisch standen die schönsten Kirschen, und Gerda aß so viele, wie sie nur wollte, denn das durfte sie. Und während sie aß, kämmte ihr die alte Frau das Haar mit einem goldenen Kamm, und das Haar lockte sich und umschimmerte so herrlich goldblond das kleine, freundliche Gesicht, das so rund war und wie eine Rose aussah.
>
> »Nach so einem süßen kleinen Mädchen habe ich mich schon lange gesehnt«, sagte die Alte. »Nun sollst

du einmal sehen, wie gut wir uns vertragen werden!« Und während sie das Haar der kleinen Gerda kämmte, vergaß diese ihren Pflegebruder Kay mehr und mehr; denn die alte Frau konnte zaubern, aber eine böse Hexe war sie nicht, sie zauberte nur ein klein wenig zu ihrem eigenen Vergnügen, und sie wollte die Gerda so gern behalten.[56]

Sich von jemandem frisieren zu lassen, ist ein Zeichen von Liebe, Vertrauen und der Intimität. Jemandem über das Haar zu streichen, ist ebenfalls ein Zeichen von Vertraulichkeit und Freundschaft und kann schläfrig machen. Von daher rühren auch die vielen zauberkräftigen Kämme in den Märchen aus verschiedensten Ländern. In den dänischen Volksliedern wird häufig von dem alten Brauch erzählt, daß die Frauen als Ausdruck ihrer Liebe das Haar ihrer Liebsten kämmen und bürsten. Davon erzählt beispielsweise auch das Zauberlied *Germand Gladensvend.* Hier wird Germand, nachdem ein gräßlicher Raubvogel ihm das rechte Auge ausgestochen und die Hälfte seines Herzblutes ausgetrunken hat, von seiner Auserkorenen aufgefunden:

»Sie nahm einen Silberkamm
und kämmte sein schönes Haar;
für jede Locke, die sie legte,
vergoß sie mutig eine Träne.«[57]

In der iranischen Poesie werden die gewellten Locken mit einem Bogen verglichen, der zwischen zwei Punkte gespannt ist, ein Bild dafür, daß zwei Menschen sich lieben. Die Haarlocken symbolisieren die Besiegelung einer Verbindung, die die Liebenden dazu verpflichtet, sich nie zu trennen. Das Haar ist nicht nur das Zeichen für Lebenskraft, es wird auch mit der Seele und dem Schicksal in Verbindung gebracht. So zum Beispiel bei den Hochzeitsriten der Hopi-Indianer, wo die Mütter der jungen Leute, die sich verheiraten möchten, deren Haar waschen und es dann in das gleiche Wasserfaß legen, in das auch Yuccapflanzen gelegt werden, um sie fruchtbar zu machen. Danach wird das Haar der Liebenden zusammengebunden, um zu zeigen, daß sie zusammengehören, wie der Kern einer Frucht zum Fruchtfleisch gehört.

## Das Haar als sexueller Fetisch

Die natürliche Faszination des Haares, worin der Haarfetischismus gründet, äußert sich auch darin, daß das Haar zu einem erotischen Symbol des Geliebten oder der Geliebten wird, ein Symbol, das um so stärker wird, je mehr es den Geruchssinn, den Tastsinn und den Sehsinn anspricht. Diese Form von Fetischismus ist in der Literatur unzählige Male beschrieben worden, mit unterschiedlichem Gewicht auf den unterschiedlichen Sinnen, die angesprochen werden. Anaïs Nin ist eine der Schriftstellerinnen, die die erotische Faszination des Haares mit am besten beschrieben hat, unter anderem in der Novelle *Elena* (im Venustal, Erotische Novellen, 1977):

»Seine Hände fühlten ihre molligen Schultern, die bei ihrem ansonsten schlanken Körper erstaunlich waren. Sie fühlten ihre festen Brüste, das empfindliche Haar unter den Achseln, das er sie gebeten hatte, nicht abzurasieren. Sie hatte eine sehr schmale Taille, und seine Hände liebten die Kurve zu ihren Hüften hin, wo sie sich wie ein Krug ausbreitete. Er folgte jeder Kurve mit ergebenen Bewegungen, so als versuche er, ihren Körper in Besitz zu nehmen, und er stellte sich gleichzeitig die Farbe des Körpers vor.

Nur ein einziges Mal hatte er ihren Körper bei Tageslicht gesehen. Das war an jenem Morgen in Caux, und er hatte ihn hübsch gefunden. Er war glatt und hell wie Elfenbein, und erst im Bereich des Schamhaars wurde er golden. Er nannte ihr Geschlecht »den kleinen Fuchs«, weil sich ihr Haar dort aufstellte, wenn er es berührte.

…

Er küßte auch das Muttermal anstelle des Geschlechts, das auf seinen Kuß genauso reagierte, als ob der Kuß über die Haut hinweg hinein in die Klitoris sich bewegte, die erzitterte, wenn er sich ihr näherte. Er begrub seinen Kopf dort, betäubt von dem Duft von Sandelholz und Muscheln. Durch sein Streicheln der Schamhaare verirrte sich eins der Haare in seinen Mund, ein anderes verschwand im Bettzeug, wo er es später wiederfand, nun ohne seinen elektrischen Glanz. Auch fand sie sein Schamhaar, das länger, dicker und stärker war, zwischen ihrem eigenen, als sie danach ins Bad ging.«

Es ist das hier Empfindliche, Lebendige, Elektrisierende, worin die Faszination des Haares begründet ist. In vielen anderen Novellen von ihr wird der Blick mehr auf den visuellen Eindruck, den das Haar hinterläßt, gerichtet. In der Novelle *Linda* aus der gleichen Sammlung ist es wiederum der Duft des Haars, der beschrieben wird. Hier tritt ein Friseur in Erscheinung, um die vierzig Jahre alt, elegant und recht feminin im Auftreten, mit einem spitzen und wohlgepflegten Schnurrbart. In dem armen Viertel, in dem sein Vater einmal Friseur gewesen war, wurde das Haar der Frauen zerstört durch Hunger, billige Seife, Nachlässigkeit und falsche Pflege. Er selbst parfümiert immer das Haar seiner reichen Kunden, und Linda erzählt er dazu:

> »Das Haar von einigen Frauen versetzt mich in einen Zustand, den ich kaum beschreiben kann, weil ich Sie damit beschämen würde. Aber es gibt Frauen, deren Duft ist so intim, fast wie Moschus, daß es einen Mann dazu bringt – ich kann mich also nicht immer beherrschen. Sie wissen, wie hilflos eine Frau ist, wenn sie zurückgelehnt daliegt, um ihr Haar gewaschen zu bekommen, oder wenn sie unter dem Haartrockner sitzt oder dabei ist, eine Dauerwelle zu bekommen.«

Man hat behauptet, daß selbst der zivilisierteste Mensch in Liebesangelegenheiten seinem Geruchssinn unterworfen ist. Die Natur hat jeden und jede von uns mit einem spezifischen Körpergeruch ausgestattet, der wie bei allen Tieren eng mit unserem Sexualleben verbunden ist. Die

Tiere sind vom Körpergeruch abhängig, wenn sie ihresgleichen finden wollen. Sie werden davon blind geleitet und vom Geruch sexuell angezogen. Die Hirsche und das Damwild geben in der Brunftzeit spezielle sexuelle Körperausdünstungen ab. Man kann davon ausgehen, daß der Mensch keine Ausnahme von dieser allgemeinen biologischen Regel ist und auf einem mehr oder weniger unbewußten Niveau dem gleichen Muster folgt. Natürliche Körpergerüche werden in der Regel vom Partner geschätzt, auch wenn der Genuß sich vielleicht in Unbehagen wandeln kann, wenn der Geruch zu eindringlich wird.

Der Geruch wird so auch nur selten von Fremden geschätzt. Deshalb wird er oft mit künstlichen Düften ersetzt und übertönt. Düfte, die als sozial akzeptabel bei Männern als auch bei Frauen gelten. Das Haar ist ein Teil des Körpers, der besonders gern mit Hilfe von Shampoo, Balsam und Haarschaum parfümiert wird. Während beim Hirsch und beim Damwild der geschlechtsspezifische Duft in der Brunftzeit von den Geschlechtsorganen ausgeht, so ist es eher der Duft des Haares des Geliebten oder der Geliebten, der für den Menschen anziehend wirkt. Die Frage ist, warum es gerade das Haar ist, bei dem Duft und Parfümierung eine so wichtige Rolle spielen.

Der Psychoanalytiker Charles Berg meint, daß jede Form von starkem Körpergeruch und besonders der Geruch des Haares unbewußt mit dem Analerotischen assoziiert werden. Weil das Analerotische nicht als akzeptabel angesehen wird, muß es unter Kontrolle gehalten, verborgen und verleugnet werden, zum Beispiel, indem der natürliche Geruch des Haares mit einem künstlichen überdeckt wird. Die Verbindung zwischen dem Analerotischen und dem Duft des Haars sieht Charles Berg in den Berichten seiner Patienten dokumentiert, in denen ein Patient beispielsweise von seinen Gedanken und Phantasien beim Duft eines anderen Mannes, den er begehrte, erzählte:

> »Als ich in meiner Phantasie Herrn. A. umarmte, war ich fast geneigt, meine Nase in sein Haar zu pressen, weil der Duft seines Haares mir Befriedigung verschaffte, wie es übrigens auch der Geruch seines Huts tat. Diesem Traum kam ich in der Wirklichkeit am nächsten, wenn ich mich über ihn beugte. Ich erinnere mich, das ich dabei eine leichte Erektion verspürte. (...) Der Duft seines Haars war alles, was ich bekommen konnte. Ich mag auch den Duft meines eigenen Haars und meines eigenen Hutes. Ich mag alle meine eigenen Gerüche, den Geruch der Achselhöhlen, den Schweißgeruch und auch die Luft, die aus dem Darm kommt, wenn ich auf der Toilette bin. Die einzigen Gerüche, die mich interessieren, sind meine eigenen und die meines Partners. Ich kann frei davon sprechen, daß auch der Geruch meiner Mutter mir einmal große Befriedigung bereitet hat. Ich muß mich mit dem Geruch von Herrn A. begnügen, bevor ich es wagen kann, sein Gesäß zu berühren.«[58]

Das Hauptinteresse gilt hier dem Gesäß des Herrn A. Der Geruch des Haars wird als Ersatz dafür genannt, was als Hinweis auf eine vorhandene Analerotik verstanden werden kann, die nicht unter Kontrolle gebracht werden, aber auch nicht versteckt oder abgewiesen werden konnte, sondern – ganz im Gegenteil – genossen wurde.

Die gedankliche Verbindung zwischen Exkrementen und dem Geruch der Haare ist für Berg in der Aufmerksamkeit ausgedrückt, die man darauf verwendet, daß das Haar sauber, ordentlich, rein und wohlriechend ist, was als Versuch gesehen wird, das Analerotische unter Kontrolle zu halten.

Die Analerotik gehört zu einem frühen Stadium in der Sexualentwicklung, was zeitlich zusammenfällt mit dem Anfang des Haarfetischismus beim Menschen. Das Interesse für das Haar beginnt bei Kindern oft Ende des ersten Lebensjahres. Das Haar, ein wichtiges Sinnesorgan, gibt Wahrnehmungen des Tastsinns weiter, sowohl durch die Haarwurzeln, als auch durch die Haare an den Händen. Es ist geschmeidig und beweglich, so daß das frühe Interesse verwandt ist mit dem Interesse an Fellen und Plüsch, das bei Kindern zu beobachten ist. Einige Kleinkinder entwickeln die geradezu fetischistische Angewohnheit, jedem, mit denen sie in Kontakt kommen, am Haar zu ziehen, und später deren Haare oder Bärte zu streicheln. Dies erinnert an die Abhängigkeit der Affenjungen, die sich an den Pelz des Affenmutter klammern.

Wie eine ganze Reihe anderer sexuellen Fetische kann auch das Haar eine dynamische und gefühlsbetonte Macht ausüben, die sowohl anziehend als auch abstoßend wirken kann. Der Sexologe Havelock Ellis hat dieses Phänomen in seiner Praxis beobachten können, unter anderem bei einem psychopathisch veranlagten dreijährigen Jungen. Wenn er nicht schlafen konnte, wurde er in das Bett seiner Mutter gelegt. In einer Nacht berührte seine Hand ihr Schamhaar. Die Vorstellung, er habe ein Tier angefaßt, ließ ihn vor Schreck vom Bett aufspringen und davonrennen. Später siegte dann die Neugier, und er hatte die Gelegenheit, das »Tier« zu beobachten, aber die Gefühle, die geweckt worden waren, führten zu einer lebenslangen Gleichgültigkeit gegenüber Frauen. Von Männern, bei denen das Haar und andere sekundäre Geschlechtsmerkmale stark ausgepägt waren, wurde er hingegen angezogen.[59]

Als sexueller Fetisch ist das Haar eigentlich ein Körperteil. Weil es aber vom Körper auch entfernt werden kann und auch dann noch als sexueller Fetisch wirksam ist, kann es sogesehen auch mit Kleidern, Schuhen, Taschentüchern oder Handschuhen verglichen werden, die ähnlich ›funktionieren‹. Ein Beispiel für den Haarfetischismus als sexuelle Perversion läßt sich bei John Clelands Roman *Fanny Hill* (1750) nachlesen, wo die Heldin sich im Bordell schnelles Geld verschafft, indem sie einem älteren Kunden erlaubt, mit ihrem Haar zu spielen:

> »Der erste war ein gesetzter und richtig alter Mann, dem es besondere Lust bereitete, schönes Haar zu berühren. Da mein Kopf seinem Geschmack entsprach, kam er in der Regel zu mir, wenn ich gerade dabei war, mich zurechtzumachen, und so überließ ich die Prozedur ihm. Normalerweise brauchte er eine Stunde, um mein Haar zu frisieren, wickelte sich dabei immer wieder die Locken um die Finger oder küßte

sie. All dies führte nicht dazu, daß er sich meinem Körper mehr näherte oder sich andere Freiheiten herausnahm. Es war fast so, als bestünde zwischen uns beiden überhaupt kein Geschlechtsunterschied.

Er hatte noch eine andere ungewöhnliche Vorliebe. Die führte dazu, daß er mir ein Dutzend weißer Glacéhandschuhe verehrte und sich damit vergnügte, sie mir anzuziehen, um ihnen danach die Fingerspitzen abzubeißen. Dieser alte Mann bezahlte für diese dummen Auswüchse seines kranken Geschmacks mehr als die meisten anderen, die weitaus handgreiflicher wurden.«[60]

In seinem Werk *Psychopathia Sexualis* (1884) hat der Sexualforscher Krafft-Ebing eine Reihe von Beispielen von sexuellem Haarfetischismus benannt, die die Grenze zum Pathologischen überschritten haben.

Bei einem von ihnen handelt es sich um einen 30jährigen Mann, der von Frauenhaaren seit seinem achten Lebensjahr angezogen wurde. Als er zehn war, erregte es ihn, wenn er Frauenhaare zu sehen bekam, die ihm besonders gefielen und die er zu berühren wünschte. Er schrieb Gedichte und Essays über deren Schönheit. Als er älter wurde, überkam ihn auch die Lust, das Haar zu küssen und daran zu saugen. Alle seine erotischen Träume handelten vom Haar. Eines Tages begann ihn auch ausgefallenes oder ausgerissenes Haar zu erregen. Einmal nahm er heimlich das Haar aus dem Kamm einer Frau, und er steckte es dann in den Mund, während er onanierte, und sie tauchte in seiner Phantasie vor ihm auf.

Der Psychoanalytiker Charles Berg, der diese Beispiele beschreibt und kommentiert[61], deutet die hier genannten Symptome als Ausdruck dafür, daß der Mann in seiner Kindheit seine Mutter mit ihrem Haar identifiziert hat und diese auf kannibalische Weise in einem frühen oralerotischen Stadium in seiner Entwicklung verinnerlicht hat.

Ein anderes Beispiel handelt von einem Jungen, der im Alter von fünfzehn Jahren sexuell erregt wurde und eine Erektion bekam, wenn eine bestimmte Frau sich frisierte. Später wurde er ebenfalls immer intensiv erregt, sobald er eine junge Frau mit langem Haar sah. Er träumte von Frauengesichtern mit Zöpfen und vollen Locken, aber er träumte nie von dem Körper einer Frau. Zu einem späteren Zeitpunkt genügte es, Frauenhaar nur zu berühren, um eine Ejakulation zu haben. In der Stadt, in der er aufwuchs, trugen die Frauen immer hochgestecktes Haar. Die Erregung, die er beim Anblick einer sich frisierenden Frau verspürte, kann somit die Entdeckung der Sexualität und deren Geheimnisse gewesen sein, die anders bis dahin noch nicht geweckt worden war, so wie in der viktorianischen Zeit die Fesseln einer Frau, die unter dem Rock hervorschauten, Männer erregen konnten, weil man vom Frauenkörper ansonsten nichts zu Gesicht bekam.

Ein besonders extremes Beispiel handelt von einem 40jährigen Junggesellen, der festgenommen wurde, weil er jungen Mädchen, denen er begegnete, die Haare abschnitt. Er gab zu, daß er bereits zehnmal Haare abgeschnitten habe, weil er einen unwiderstehlichen Drang dazu verspürt habe. Er habe das Haar an sich genommen und nach Hause getragen, um sich an ihnen zu erfreuen.

Als man sein Zuhause durchsuchte, wurden insgesamt 65 Zöpfe bzw. Haarsträhnen nach Farbe geordnet aufgefunden. Er gestand, daß es ihn sexuell errege und er eine Erektion mit folgender Ejakulation bekam, wenn er das Haar der jungen Mädchen in die Hand nahm. Er rührte ansonsten kein Mädchen an. Seine Haar-Orgien wurden von Perioden unterbrochen, in denen er sich tageweise in seiner Wohnung einschloß. Aber der Versuch, sein Verlangen zu unterdrücken, hatte immer eine tiefe und zunehmende Depression zur Folge, was schließlich zu einem neuen Ausbruch führte, der ihn wieder ins Lot brachte. Auch das Abschneiden der Haare bei den jungen Mädchen empfand er als sexuellen Akt. Er bekam eine Erektion, wenn er das Haar mit der Schere berührte, wenn er es abschnitt, ejakulierte er. Er sagte gleichzeitig, daß er bei dieser Handlung so erregt war, daß er sich danach kaum mehr erinnern konnte, was er getan hatte.

In der Fachsprache wird ein Mann mit einer solchen Fetischperversion ein *coupeur des nattes* genannt, also ›jemand, der Zöpfe abschneidet‹. Typisch für so jemanden ist es, daß er nur dann eine Erektion oder eine Ejakulation bekommen kann oder überhaupt mit einer Frau schläft, wenn er eine Haarsträhne der Frau abschneidet oder sich dies zumindestens in seiner Phantasie vorstellt. Für einen *coupeur des nattes* ist es auch typisch, daß er eine sehr ambivalente Einstellung zu seinem Fetisch hat. Dies ist Ausdruck eines Konflikts zwischen seinen unterschiedlichen Neigungen, einmal dem Impuls, den Fetisch zu verstümmeln, und zum anderen diesen zu reparieren. Indem er den Teil des Frauenkörpers zerstört, der für ihre

Sexualität steht, führt er eine symbolische Kastration durch, die aber geheilt wird, sobald er den Fetisch hegt und aufbewahrt oder er sich vorstellt, daß sein Penis auf magische Weise die »verstümmelte Vagina« beim Kopulieren repariert, oder – wenn er Friseur ist – indem er das Haar frisiert und in Ordnung bringt. In *Madame Bovarys Versuchungen* (1992) gibt die Psychoanalytikerin Louise Kaplan ein Beispiel für das letztgenannte Phänomen, in ihrem Bericht über »Herrn R.s Krankheitsgeschichte. Der triumphierende Friseur«:

> »(R) … konnte nur einen befriedigenden Orgasmus bekommen, nachdem er bei seiner Frau Haar abgeschnitten oder abrasiert hatte. Als die Frau es ihm schließlich verweigerte, daß er ihr die Haare abschnitt, rasierte er am eigenen Körper das gesamte Haar ab. Bevor das Haar wieder nachgewachsen war, bereitete es ihm Probleme zu ejakulieren, und er war zeitweise auch impotent. In dieser Zeit nannte er sich selbst zum Spaß Samson, der ohne sein Haar ja auch kraftlos war. Die Analyse legte offen, daß er Neid gegenüber der Fähigkeit der Frauen verspürte, Kinder zu bekommen. Dies führte bei ihm dazu, daß seine Perversion bisexuelle Konflikte beinhaltete, seinen Wunsch, sowohl eine kastrierte Frau zu sein, eine Frau ohne Haare, als auch ein phallischer Mann, ein Samson mit Haaren – eine Vereinigung von Mann und Frau in einer Person.«

Herr R. verarbeitete also hauptsächlich seine Kastrationsangst und seine Kastrationswünsche gegenüber seiner

Frau, die seine eigenen weiblichen Wünsche und seine Sehnsüchte repräsentierte. Die Kastration war symbolisch, da das Haar im Gegensatz zu den Geschlechtsorganen wieder nachwachsen kann, nachdem es abgeschnitten worden ist. Wenn er sein eigenes Haar abrasierte, war das seiner eigenen Erklärung zufolge Ausdruck seiner Angst, seine eigene Kraft als gefährliche Waffe zu mißbrauchen. Manchmal ging er auch zu einem Friseursalon, wo es eine Friseuse gab, und er ließ sich von ihr das Haar schneiden, um so seine sexuelle Anspannung zu dämpfen.

Das Schamhaar ist natürlich ein besonders starker Fetisch. Es gibt eine ganze Reihe von Geschichten über Männer, die das Schamhaar der Frauen gesammelt haben, mit denen sie geschlafen haben. Viele von ihnen erleben das Hochgefühl aufs neue, wenn sie das Haar später ansehen oder berühren. Krafft-Ebing hat unter anderem von einem Fetischisten berichtet, der ein großes Vergnügen dabei empfand, bei Frauen mit seinen Zähnen Schamhaare auszureißen. Er hatte eine Sammlung dieser Haare angelegt und verspürte sexuelle Befriedigung, indem er wieder in sie hineinbiß. Der gleiche Mann bestach Bedienstete in einem Hotel, ihm zu erlauben, in den Betten, in denen Frauen geschlafen hatten, nach Schamhaaren zu suchen.

Der vielleicht berühmteste Fall ist der englische Massenmörder Christie, der 1953 zugab, elf Frauen ermordet zu haben. Vier Arten von Schamhaar, alle genau geordnet, wurden in einer alten Tabakdose in seiner Wohnung gefunden.

In den angeführten Beispielen tritt das Haar als Fetisch gänzlich unabhängig von der Person auf, zu der es gehört. Es ist für sich genommen ein Sexualobjekt. Und genau darin manifestiert sich das Pathologische. Manchmal kann es schwierig zu unterscheiden sein, ob das Haar als Fetischobjekt, als Liebeserinnerung oder als Trophäe gebraucht wird. König Charles II., der England und Schottland im 17. Jahrhundert regierte, besaß zum Beispiel eine Perücke, die aus dem Schamhaar all seiner Geliebten hergestellt war. Es wurde im 18. Jahrhundert zum berühmtesten Besitz des Erotik-Clubs in Edinburgh, dem Wig Club. Schamhaar ist aber auch sonst als romantisches Erinnerungsstück zwischen Liebenden ausgetauscht worden, zum Beispiel sandte Caroline Lamb, die mit dem britischen Premierminister Lord Melbourne verheiratet war, während ihrer kurzen, aber leidenschaftlichen Affäre mit Byron etwas von ihrem Schamhaar an ihren Geliebten. Als der ihrer überdrüssig wurde, sandte er ihr als Antwort ein Armband, das aus dem Schamhaar seiner neuen Geliebten angefertigt war.

Charles Berg hat darauf hingewiesen, wie unterschiedlich der Fetischismus zwischen Männern und Frauen ist. Er hat den Unterschied auf der einen Seite mit der Angst des Mannes vor der Kastration erklärt – was den Fetisch zum Penisersatz mache –, andererseits auf den Narzißmus der Frau hingewiesen, der sich in einer kultischen Verehrung des eigenen Körpers äußere, insbesondere des eigenen Haars. Als ein Beispiel für diese unterschiedlichen Formen von Fetischismus nennt er ein sehr häufig auftretendes Motiv in den Märchen, das man zum Beispiel auch in dem Märchen *Rapunzel* der Gebrüder Grimm findet. Hierin wird Rapunzel einer Hexe versprochen, die sie zu sich nimmt, sobald sie geboren ist. Im Alter von zwölf Jahren wird sie von der Hexe in einen Turm eingesperrt, der mitten im Wald liegt und weder Tür noch Treppe besitzt, nur ein kleines Fenster ganz oben. Rapunzel hat herrlich langes Haar, so fein wie gesponnenes Gold. Wenn die Hexe hineinwill, steht sie unten am Turm und ruft: »Rapunzel, Rapunzel, laß dein Haar herunter.« Das Mädchen bindet dann einen seiner Zöpfe am Fensterrahmen fest und läßt ihn durch das Fenster herunter. Der Zopf reicht fünfzehn Meter herunter, und die Hexe klettert an ihm herauf. Eines Tages beobachtet ein Königssohn diese Szene, und als er herausfindet, daß die Hexe nur tagsüber auftaucht, stellt er sich am Abend unter den Turm und ruft die Losungsworte. Das Mädchen läßt die Haare aus dem Fenster zu ihm herunter, und der Prinz gebraucht sie als Leiter. Es ist der Beginn ihrer Liebe. Berg interpretiert das Motiv mit den Lehren Freuds. Das Eindringen des Prinzen in den Turm sieht er als sexuellen Akt. Das Herunterlassen des Haares des Mädchen sei Ausdruck für den weiblichen Haarexibitionismus und Narzißmus und gleichzeitig Symbol für die Erotik der Frau, die vermag, den Mann von der Impotenz zu heilen.

Das Wichtige sei nicht, daß das Haar wie Schuhe und Kleidung zu sexuellen Symbolen werden könne, sondern daß das Haar im Gegensatz zu den anderen Gegenständen heute eigentlich keine andere Bedeutung mehr habe, betont Berg. Das Haar hat schon vor langer Zeit seine

Funktion als Schutz gegen Kälte oder Nässe, d.h. seine physische Bedeutung, verloren, seine psychische Bedeutung hat es aber weiterhin beibehalten. Diese psychische Bedeutung ist der vorwiegend sexuelle Charakter, was aus allen Vorstellungen, Bräuchen und Gewohnheiten deutlich wird, die damit in Zusammenhang stehen.

# TRÄUME ÜBER HAARE

Es ist charakteristisch für die Trobriander, daß sie sich während der Trauer das Kopfhaar abrasieren. Dies ist insofern interessant, als es auf der Ebene des Unbewußten den Vergleich: Verlust eines geliebten Menschen = Kastration = Entfernung des Haars zuläßt. In den Träumen ist die Entfernung des Haars oder des Bartes das gewöhnlichste Kastrationssymbol. In diesem Zusammenhang ist auch der Brauch der Indianer interessant, einen getöteten Feind zu skalpieren, wie auch der in der Bibel beschriebene Brauch, den Feind zu beschneiden, oder den der Araber, ihm die Geschlechtsorgane abzuschneiden. Der Tod eines geliebten Menschen oder der eines Verwandten wurde unbewußt als Kastration aufgefaßt. Dies wird von den Trobriandern bildlich ausgedrückt, indem sie demjenigen, der einen geliebten Menschen verloren hat, also demjenigen, der kastriert wurde, das Haar abschneiden.«

Charles Berg

In seinem Buch *The Unconscious Significance of Hair* hat Charles Berg viele der Träume zum Thema Haar, die seine Patienten hatten, referiert und auch deren eigene Deutungen festgehalten. Er zieht sie als Argument für den sexuellen Symbolwert des Haares heran. Das Kopfhaar tritt so auch häufig als Verweis auf das Schamhaar auf, was unter anderen in dem folgenden Traum deutlich wird:

> »Ich saß in einem Bus ganz nahe bei einer jungen Frau mit glänzendem, rötlichen Haar. Ich legte meine Hand auf ihren Kopf, drückte ihr Haar herunter und hatte dabei ein Gefühl von großer Freude.«

Seine erste Gedankenassoziation war, daß er niemanden mit derartig rotem Haar kannte und daß seine eigene Freundin goldblondes Haar hatte. Aber dann wurde er plötzlich nachdenklich und verträumt und sagte, daß er vor ein paar Tagen die Geschlechtsbehaarung der Freundin gesehen habe und sich darüber gefreut habe, daß sie eine rötliche Farbe habe. Er habe sein Hand auf das Haar gelegt und es heruntergedrückt. Das Gefühl dabei sei identisch mit dem im Traum gewesen. Ein anderer Patient träumte folgendes:

> »Ich bekam mein Haar geschnitten, und irgend jemand (eine Frau, glaube ich) bemerkte, das es sehr hübsch aussehe. Ich ging hinaus, kam aber wieder und ließ mir das Haar aufs neue schneiden. Der Friseur schnitt wieder genausoviel ab. Es wurde folglich sehr kurz. Ich tat eine Menge Gel ins Haar, und es sah regelrecht geleckt aus. Aber die Leute lächelten darüber und sagten, es sehe absurd aus.«

Nach dem zweiten Schneiden hatte er verschiedene, vollkommen kahle Bahnen, die von der Stirn zum Nacken parallel verliefen. Jede dieser Bahnen war ungefähr zweieinhalb Zentimeter breit und zwölf bis vierzehn Zentimeter lang. Sie waren voneinander durch eine Reihe einzelner Haare getrennt, die vom Kopf abstanden und zweieinhalb Zentimeter lang waren. Genau diese hervorstehenden Haare waren es, die der Träumende flach auf den Kopf kämmte, um die kahlrasierten Bahnen zu verdecken.

Die Frau, die das erste Schneiden empfohlen hatte, identifizierte Berg als die Mutter des Patienten, deren Liebe er nur erhielt, wenn er auf seinen Penis verzichtete. Er selbst hatte eine recht feste Meinung davon, was es bedeutete, die Haare geschnitten zu bekommen. Für ihn war es das gleiche wie sich einem Ideal anzupassen, das die Zivilisation vorgab. Wie alle anderen Zivilisationshandlungen verstand er das Haareschneiden als Bestreben, die Gefühle unsichtbar zu machen und als den bloßen Wunsch, jemandem zu gefallen. Mit Hinblick auf das zweite Haareschneiden im Traum deutete er es selbst folgendermaßen:

»Ich glaube, daß das Kopfhaar mit dem Schamhaar in Verbindung steht und die hervorstehenden Haare mit dem asozialen, großen, steifen Penis. Ein erigierter Penis wird in der Gesellschaft nicht akzeptiert, er ist genauso asozial wie abstehendes Haar. Ich werde mit einem stark erigierten Penis kaum einer Frau gefallen, er muß also niedergelegt werden, so wie ich es mit dem abstehenden Haar gemacht habe, um die Tatsache zu verbergen und die Begierde zu kontrollieren, die sich in dem erigierten Penis manifestiert.«

Die abrasierten Bahnen entsprachen der Form und der Größe eines Penis', der entfernt worden war, was genauso lächerlich erschien wie das Haar dazwischen, das Zeichen für etwas Primitives und Asoziales war. Der Traum offenbarte mit anderen Worten einen Konflikt zwischen der genitalen Libido in Form eines Zurschaustellens des Penis und der selbst herbeigeführten Kastration. Der Kompromiß war, das Haar am Kopf niederzukämmen. Um die Liebe der Mutter nicht zu verlieren, war er gezwungen worden, das Haar kürzer und kürzer zu schneiden, bevor er den bemitleidenswerten Zustand erreichte, der ihn dazu brachte, in Behandlung zu gehen. Im wirklichen Leben fühlte er sich kastriert. Dies kommt dem gleich, was oft als Minderwertigkeitsgefühl bezeichnet wird. Er fühlte sich lächerlich in den Augen der Umwelt. Im Traum versuchte er, seine Kastration zu verbergen, so wie er gleichzeitig seine Erektion kontrollieren wollte, indem er das Haar flachbürstete und an den Kopf anlegte.

Das Haar zu frisieren und zu bürsten kommt gelegentlich in Träumen vor und wird da mit der Masturbation assoziiert. Wenn wir einen Hund oder eine Katze über das Fell streicheln, wollen wir uns und dem Tier Vertraulichkeit vermitteln. In einem Traum träumte ein Patient, daß ihm der Psychoanalytiker übers Haar strich. Er fuhr damit so lange fort, bis etwas weißer Schaum zum Vorschein kam, was er selbst mit einem Samenerguß assoziierte.

Für Berg ist die gleiche Assoziation unbewußt verantwortlich für alle Aktivitäten, bei denen wir mit dem Haar zu tun haben, beim Einseifen des Haars mit schäumendem Shampoo und auch beim Bürsten, Frisieren und dem Gebrauch von Haargel.

Wie das Fell treten oft auch Gras, Laubwerk und Gebüsch als Symbole für die Geschlechtsbehaarung in den Träumen der Patienten in Erscheinung. So träumte ein Patient ständig, daß er durch einen Busch auf einen wunderbares Meer schaute, in das er hineinspringen wollte. Mitten im Gras und Gebüsch entdeckte er aber die notorische Schlange, die ihn davon abhielt. Dieser Patient war so sehr auf seine Mutter fixiert, daß er dadurch fast psychotisch wurde. Er war oft nah am Selbstmord, denn er sehnte sich in hohem Grad danach, wieder in die Gebärmutter – symbolisiert durch das Meer – zurückzukehren. Das vorhandene Gebüsch identifizierte er mit der Schambehaarung seiner Mutter. Die Schlange deutete Berg (im Sinne Freuds) als ein Phallussymbol, den Phallus des Vaters, obwohl es näherzuliegen scheint, es in diesem Zusammenhang als die Klitoris der Mutter zu sehen. Das Schlangenhaar kennen wir ja auch von Medusas Kopf und anderen Gorgonenhäuptern. Es gibt viele Landschaftsträume, die Muttersymbole beinhalten. Die Gewächse stehen dabei meist für die mütterliche Geschlechtsbehaarung.

Nach der Auffassung Bergs gibt es einen grundlegenden Konflikt zwischen unseren sexuellen Impulsen und den unterdrückenden Kräften des Über-Ichs, nicht nur in unseren Träumen über das Haar, sondern auch in all unseren wirklichen Aktivitäten, die mit dem Haar in Verbindung stehen. Sie seien charakteristisch für jegliche Hysteriesymptome. Der Unterschied zwischen Hysterie und unserem Verhältnis zu unserem Haar liege nur darin, daß das Letztgenannte Ausdruck einer Art von Massenhysterie sei. Meistens manifestiere sich diese Massenhysterie für den Betreffenden entweder in einer Form von Exibitionismus oder in Form von Kastrationsangst.

Es ist, als ob das Haar, das wir täglich unserer Umwelt zur Schau stellen, bei unserer Bekleidung die einzige sichtbare Geschlechtlichkeit ist, eine Geschlechtlichkeit, die Berg als Phallus definiert. Eine selbständige weibliche Sexualität wird von Berg nicht anerkannt. Man neige dazu zu zeigen, wie schön das Haar ist, man will stolz darauf sein und Komplimente von den anderen hören. Gleichzeitig beinhaltet dies auch die unausgesprochene Furcht, daß man nicht anerkannt werden könnte. Deshalb prüfen wir immer wieder nach, ob es richtig sitzt und in Ordnung ist. Man will auf keinen Fall, daß es durcheinandergerät oder vom Kopf absteht. Das heißt aber auch, daß wir es oft schneiden lassen müssen und oft zum Friseur gehen. Und deshalb haben wir auch alle solche Angst davor, daß das Haar sich lichtet oder daß wir eine Glatze bekommen oder grauhaarig werden. Ist man stolz darauf und freut man sich darüber, sozial akzeptiert zu sein, so dient dies als Ersatz für eine exibitionistische Befriedigung. Es ist ein Ersatz, der gleichzeitig den sexuellen Konflikt zwischen der Libido und den unterdrückenden Kräften des Über-Ichs verhindern und die gefühlsmäßige Anspannung entladen kann. Als Folge wird der Konflikt ins

Unendliche repetiert, was wiederum charakteristisch für jede Aktivität ist, die vom Unbewußten beeinflußt ist.

Einen etwas anderen Zugang zu der Deutung von Träumen über Haare hat der Jung-Schüler Eigil Nyborg. Er referiert in seinem Buch *Der Weg des Traums zu sich selbst*[62] einige der Träume einer Frau, wovon zwei innerhalb einer Nacht von ihr geträumt wurden. Der eine handelt davon, daß ihre Mutter ihr erzählt, sie habe in der Zeitung gelesen, daß, wenn die Haar von den Beinen abfallen, auch die Beine selbst abfallen würden. Darüber ist sie sehr erschrocken. Der andere Traum handelt davon, daß sie sich in einer Gruppe befindet und von einer anderen Gruppe verfolgt wird. Sie kommen schließlich zu einer Lichtung in einem Wald. Dort befindet sich eine Hütte, wo es einen Schatz aus Gold gibt. Weil die Tür verschlossen ist, schauen sie sich nach einem Fenster um, und sie sehen ein Stück entfernt ein riesig großes weibliches Geschlechtsorgan. Bei näherem Hinschauen stellt sich heraus, daß es sich aber um zwei Männer handelt, die sexuellen Verkehr haben. Der eine Mann ist sehr schön und auf der Brust sehr behaart, und er hat einen verklärten Gesichtsausdruck.

Es wird darauf hingewiesen, daß diese Frau die merkwürdige Vorstellung hat, »böse« Haare an den Beinen zu haben, was dazu führte, daß sie nie ihre Beine zeigen wollte. Vor diesem Hintergrund deutet Nyborg den ersten Traum als eine Botschaft des Mutter-Imagos, die besagt, daß, sobald die Haare an ihren Beinen entfernt werden, sie ihren Realitätssinn verliert. Die Behaarung wird als etwas verstanden, das das Animalische repräsentiert, und sie wird gezwungen, es als Teil ihrer selbst oder als Ausdruck des Animus zu akzeptieren. In dem zweiten Traum, bei dem es sich ebenfalls um ein Zusammentreffen mit dem Animus handelt, sieht Nyborg die Bestätigung davon, in was für einem hohen Grad sie davor Angst hat, wie ein Mann auszusehen. »So unsicher war sie sich also ihrer eigenen Identität, daß ein bißchen Haar auf ihren Beinen dazu führte, daß sie ihrer selbst als Frau unsicher war.« Die Unsicherheit kommt zum Vorschein, indem das Maskuline in der sexuellen Vereinigung der beiden Männer eine weibliche Form annimmt, was im Traum der Frau einem weiblichen Geschlechtsorgan gleicht. Denn erst so etabliert sie eine gewisse Vertrautheit mit dem Männlichen. Sich mit dem einzulassen hatte sie sonst Angst.

Die Schwierigkeiten, die die Frau mit der Integration des Männlichen hat, kommt auch in weiteren Träumen zum Ausdruck, die von Tieren handeln: von großen Fledermäusen, Spinnen und riesigen Löwen, alles Tiere, vor denen sie große Angst hat. Es kommen auch Riesenschlangen vor, von denen sie verfolgt wird, und Männer mit einem Horn auf der Stirn, die Nyborg als Ausdruck des alten griechischen Tiergottes Pan sieht.

Sie befinden sich alle in einem Käfig im zoologischen Garten, aus dem sie sich aber befreien können. Für Nyborg handelt es sich hierbei um eine Parallele zu den Haaren auf den Beinen, vor deren Entfernung ihre Mutter im Traum gewarnt hat. Diese frühe Angst vor dem Maskulinen führt dazu, daß es die Frau beruhigt, das andere Geschlecht als weiblich zu erleben, was sie im Traum über die sexuelle Vereinigung der beiden Männer tut.

Ansonsten ist es eher charakteristisch für sie, Angst davor zu haben, die eigene Identität zu verlieren, wenn sie mit einem Mann kommuniziert.

Als drittes und letztes Beispiel einer Traumdeutung, die mit Haaren zu tun hat, seien Schriften der amerikanischen Klinikpsychologin Patricia Garfield genannt, die einige ihrer eigenen Träume in dem Buch *Creative Dreaming* referiert.[63] Darin erzählt sie unter anderem von einem Vorgang, der *Psychosynthese* genannt wird und der eine Integration eines neuen Bewußtseins aufgrund von Traumbildern bedeutet. Neben der Auflösung des Traumes in die verschiedenen Bestandteile und deren Analyse, also der gängigen Vorgehensweise in der Psychoanalyse, wird das Gewicht hier darauf gelegt, die Traumbilder zum Bestandteil der bewußten Erkenntnis zu machen. Sie hat die Psychosynthese zum Beispiel beim folgenden Traum angewendet:

> »Ich bin mit einer Gruppe von Wissenschaftlern unterwegs zu einer Konferenz. Zuerst sitze ich auf dem Boden oder auf einer Bank nahe meinem Mann, so nahe, daß ich ihn berühre. Mein Mann redet über das eine oder andere mit seinem Bruder, während ich mich im Spiegel betrachte. Mein Haar ist lang und gewellt, und ich habe einen langen Rock an. Ich versuche auf unterschiedliche Weise, mein Haar zu frisieren. Ich stecke es hoch und finde, daß es so gut aussieht. Ich lasse ein paar Haarlocken an jeder Wange herunterhängen, und dies gefällt mir noch besser. Ich möchte versuchen, es einmal so zu tragen. Ich bin verblüfft

festzustellen, daß, auch wenn ich die Frauenbewegung nicht zu meinem Vorteil ausnutzen will, ich es doch genieße, Sachen wie diese zu verändern. Ich will mein Haar länger wachsen lassen.

Die Diskussion auf der Konferenz geht über verschiedene Aspekte des Träumens. Die unterschiedlichsten Wissenschaftler haben über die Symbolik gesprochen, die in dem Begriff ›Laubfall‹ steckt. Mein Mann und ich sitzen nun auf unseren Stühlen in der ersten Reihe. Alle essen. Ich erhebe mich und sage: »Wir haben über den Begriff des ›Laubfalls‹ gesprochen. Ich möchte nun gern über den Begriff ›Verzweigung‹ reden. Ich habe viele Träume gehabt, die von Gewächsen handeln: zum Beispiel von einem Frauenkopf, aus dem ein Zweig wuchs, fast wie ein Hirschgeweih. Aber da waren viele diese Zweige, und es wurden mehr und mehr; und jeder von ihnen teilte sich und wurde dick und massiv.« Ich füge noch weitere Beschreibungen an, bin gutgelaunt und beende begeistert meine Ausführungen. Einen Augenblick lang sind alle völlig still. Mein Mann lehnt sich zu mir hinüber, küßt mich auf die Wange und sagt: »Das hast du gut gemacht.« Die Hauptperson, an die ich die meisten meiner Ausführungen gerichtet habe, erhebt sich, um sich noch etwas zum Essen zu holen. Keine Antwort. Ich fühle mich frustriert, aber gleichzeitig belebt durch die Tatsache, daß ich meine Ansichten geäußert habe. Als das Essen rundgereicht wird, bekomme ich nichts von dem Kuchen, den ich am liebsten mag, aber ich und eine hellhaarige Frau essen etwas von dem Ananaskuchen.«

Um etwas über den Begriff ›Verzweigung‹ in Erfahrung zu bringen, begann Particia Garfield, ihre früheren Traumaufzeichnungen zu untersuchen. Sie stellte fest, daß sie zwei Jahre zuvor tatsächlich einen entsprechenden Traum gehabt hatte. Sie träumte, daß sie eine große Kraft in sich entdeckte. Das äußerte sich darin, daß sie eine besondere und auch etwas furchteinflößende Pflanze mit blauen Blüten dazu bringen konnte, die Ranken nach oben zu strekken, ihr entgegen, alles nur mit Willenskraft. So konnte sie »Hoch!« oder »Runter!« sagen, und die Pflanze gehorchte. Sie konnte dasselbe mit ihrem Haar machen, auch mit ihrem ganzen Körper, der sich dann oben oder nach unten in der Luft bewegte.

Auch wenn das eigene Traumbild von damals, mit dem zu Berge stehenden Haar und mit dem hirschgeweihähnlichen Zweig, der an ihrem Kopf kräftig weiterwuchs, nicht identisch war, führte die Ähnlichkeit immerhin zu der Erkenntnis, daß das Haar in ihren Träumen unter anderem Wachstum symbolisierte. Als sie sich in dem neuen Traum im Spiegel betrachtete, drapierte sie das Haar so, daß es wie ein Hirschgeweih aussah und dachte gleichzeitig an Freiheit und beschloß, daß es weiterwachsen sollte.

Sie fand aber auch mehrere andere Träume in ihren Notizen der letzten zwei Jahre, die den Begriff ›Verzweigung‹ beinhalteten. Auf diese Weise wurde ihr das eigene kreative Wachstum bewußt, was ihr ein neues und starkes Gefühl von Identität gab.

Die Psychologin und Jung-Schülerin Marie-Louise von Franz hat in ihrem Buch *Märchendeutungen* (1989) darauf aufmerksam gemacht, daß zu Beginn einer Analyse oft Träume über Haare, die in wilder Unordnung sind, vorkommen. Diese Träume vergleicht sie mit den in den Volksmärchen häufig erwähnten Dämonen, die entlaust und in Ordnung gebracht werden, wenn man sie einfängt. Das bedeute, daß die Unordnung im Unterbewußtsein geordnet und bewußt gemacht werden soll. Ausgehend von dieser Deutung wird der Kamm zum Symbol der Fähigkeit, etwas zu ordnen, klarzustellen und sich die eigenen Gedanken bewußt zu machen.

Sedna, der weibliche Meeresgeist, der in den Mythen der Eskimos ein wichtige Rolle spielt, ist ein Beispiel für einen solchen Dämon. Ihr Haar ist wegen des Bösen im Menschen verfilzt und voller Läuse. Ist sie zornig und ungehalten, beschwört sie einen Sturm herauf, der verhindert, daß die Menschen aufs Meer segeln und dort Nahrung fangen können. Deshalb senden die Eskimos hin und wieder den Geistesbeschwörer hinunter auf den Grund des Meeres, damit er sie frisiert und sie sich wohler fühlen kann und somit aufhört, Stürme zu erzeugen.

Aber auch diese Interpretation hat, wie die meisten anderen, ihre Grenzen, auch wenn sie mit der üblichen Auffassung übereinstimmt, daß der Kamm ein Gegenstand ist, der Ordnung und Kontrolle über das Haar bedeutet. Die Interpretation berücksichtigt aber nicht, daß es bestimmte Formen von Geistern gibt, die die Exstase als zentrales Element haben – bildlich gemacht durch ihr unordentliches Haar. Noch heute ist bei einigen indischen Sanyasi das verfilzte und ungepflegte Haar ein Erkennungszeichen, so wie es früher bei einer ganzen Reihe von Asketen, Mystikern und Magikern der Fall war. Bei ihnen ist der Kamm das Symbol der materiellen Weltlichkeit im Gegensatz zur geistig orientierten Existenz. Sich schön zu machen wird verstanden als eine Distanzierung von der Nähe Gottes.

Die freudianischen Psychologen deuten einen Traum, in dem man sich frisiert, als Symbol für das Onanieren, weil das Kopfhaar mit den Genitalien assoziiert wird. Hierbei wird der Kamm zum Symbol für ein Werkzeug der Selbstbefriedigung. Gleichzeitig trägt er dazu bei, die Geschlechtlichkeit jedes einzelnen sozial akzeptabel zu machen. Schon darin liegt der Konflikt zwischen der Libido und den unterdrückenden Kräften, ein Konflikt, der im übrigen auch bei all unseren anderen unterschiedlichen Aktivitäten mit dem Haar eine Rolle spielt.

Der Kamm ist bloß eines von vielen Beispielen, die zeigen, daß die Symbolik des Haares sich nicht in einer Formel festmachen läßt, sondern daß sie ungeheuer vieldeutig und komplex ist. Das hängt vor allem damit zusammen, daß die Symbolik und die Deutung abhängig ist von dem jeweiligen Kulturkreis, der Religion und der Zeit. Sie ist ebenfalls davon abhängig, ob man einen psychologischen, soziologischen, religionshistorischen oder anthropologischen Blickwinkel einnimmt, wenn man die Bräuche betrachtet, die mit dem Haar zu tun haben oder mit der Art, das Haar zu tragen.

Freudianische Psychologen sehen das Haar nicht nur als Symbol für die Genitalien, sondern auch für die Instinkte, für die aggressive Libido und den Narzißmus des Selbst. Dem übergeordnet deuten die jungianischen Psychologen die Körperbehaarung als Ausdruck des Animus, als die männliche Personifikation des Unbewußten in der Frau oder genereller gesagt: als das Animalische im Menschen. Das Kopfhaar wird hingegen als ein Symbol für die unbewußten und ungesteuerten Gedanken und Phantasien gesehen, ganz einfach weil sie auch in unserem Kopf entstehen, während der Bart das automatische, unfreiwillige Gespräch repräsentiert, das unkontrolliert und unbewußt verläuft. Und schließlich kann das Haar auch als Bild für kreatives Wachstum verstanden werden, wofür die Klinikpsychologin Patricia Garfield einige Beispiele aus ihren eigenen Träumen aufführt. Auch wenn die drei Deutungen auffällig voneinander abweichen, kann jede für sich als Modell brauchbar sein, je nach Zusammenhang.

Das Verständnis vom Haar als kreativem Gewächs kann weit zurück in die Zeit verfolgt werden, als das Haar mit Pflanzen verglichen wurde und mit dem fruchtbar machenden Wasser.

Die Vorstellung, daß das Haar Ausdruck unserer animalischen Natur ist, kommt in vielen Mythen und Sagen über wilde Menschen, die abseits wohnen und wohin die zivilisierten Menschen nur selten kommen, vor. Sie sind kraft ihrer Tierähnlichkeit in Besitz von magischen Kräften. Oft ist ihre psychische Energie verbunden mit einer entsprechenden sexuellen Energie, womit sie gleichzeitig zu Repräsentanten der Libido werden, die man unter anderem in der christlichen Kirche des Mittelalters zu unterdrücken bestrebt war. Die Kirche stand damit aber nicht allein. In vielen Kulturen war es Brauch, Teile oder die ganze Körperbehaarung zu entfernen. Dies lag eher an dem damit verbundenen Schamgefühl und der Angst, einem Tier zu gleichen, als an hygienischen und ästhetischen Gründen.

Das Kopfhaar ist schließlich auch noch als Wohnstatt der Götter und als Zentrum der geistigen Kräfte des Menschen verstanden worden: der Grund dafür, das Schneiden des Haars als eine Kränkung der Gottheit aufzufassen und eine augenblickliche Strafe zu fürchten. Der Bart wurde ebenfalls oft als heilig angesehen. Und er galt als würdiges Zeichen von Alter und Weisheit. Umgekehrt ist der Bart aber auch als Zeichen von Stärke und Virilität gesehen worden und in vielen Kriegskulturen als Ausdruck einer aggressiven Libido.

In unserem Kulturkreis heute ist das Haar das Symbol für Lebenskraft und vermittelt einen Eindruck der Persönlichkeit des Menschen. Die ist eng verbunden mit dem Geschlecht und der sozialen Gruppe, der man angehört. Die Symbolik des Haars ist verweltlicht worden, was aber nicht dazu führte, daß wir uns deswegen weniger mit diesem Teil des Körpers beschäftigen. Wir sind ständig auf fast leidenschaftliche Weise damit befaßt, Haare entweder an den »falschen« Stellen zu entfernen, oder wir sind bestrebt, es mit allen uns zur Verfügung stehenden Mitteln zu verschönern. Es gäbe keinen Grund dafür, über grau werdendes Haar oder über eine beginnende Glatzköpfigkeit so bekümmert zu sein, wenn das Haar nicht eine so starke Symbolik besäße. Zum Verständnis dieser Symbolik wollte dieses Buch beitragen. Haar ist nicht einfach nur Haar.

# ANMERKUNGEN

1. Robert Burton: *The Anatomy of Melancholy*, 1660. Zitiert und übersetzt nach Wendy Cooper, siehe Literaturliste.
2. Medical Record, 1877.
3. Referiert in Rodney Dawber & Arthur Rook, siehe Literaturliste.
4. Ibid.
5. Zitiert und übersetzt nach Richard Corson, siehe Literaturliste.
6. Ibid.
7. Zitiert nach Louis Aragon: *Pariser Landleben*, in deutscher Übersetzung von Rudolf Wittkopf, 1975.
8. Naomi Wolf: *Skønhedsmyten*, Kopenhagen 1992.
9. Zitiert und übersetzt nach Richard Corson, siehe Literaturliste.
10. Zitiert und übersetzt nach Anthony Synnott, siehe Litertaurliste.
11. Ibid.
12. Ibid.
13. Ibid.
14. Ibid.
15. Ibid.
16. Ibid.
17. Ibid.
18. Ibid.
19. Referiert in Susan A. Basow, siehe Literaturliste.
20. Nicolas Venette: *De la génération de l'homme ou Tableau de l'amour conjugal*, Köln 1716.
21. Félix-Alexandre Roubaud: *Traité de l'impuissance et de la sterilité chez l'homme et chez la femme*, Paris 1855.
22. Louis Martineau: *Leçons sur les déformations vulvaires et anales produites par la masturbation, le saphisme, la défloration et la sodomie*, 1884.
23. Antonio Marro: *I catatteri dei delinquenti*, 1887.
24. F. Cascella: *Revista Mensile di Psichiatria forense*, Neapel 1903.
25. Cesar Lombroso: *Donna delinquenti*, 1895.
26. Pauline Réage: *O's historie*, Kopenhagen 1970.

27. Germaine Greer: *Den kvindelige eunuk*, Kopenhagen 1970.
28. Zitiert und übersetzt nach Paul Rom, siehe Literaturliste.
29. Herodot: *Die Bücher der Geschichte I*, Buch 2, 37. Übersetzt von Walther Sontheimer, Stuttgart 1980.
30. Zitiert und übersetzt nach Richard Corson, siehe Literaturliste.
31. Ibid.
32. Ibid.
33. Zitiert und übersetzt nach Arline & John Liggett, siehe Literaturliste.
34. Johann Wolfgang Goethe: *Faust. Der Tragödie erster Teil*, hrsg. von Lothar J. Scheithauer, Stuttgart 1971.
35. Ludwig Holberg: *Niels Klims unterirdische Reise*. Übersetzt von Hans Adolf Neunzig, Hamburg 1970.
36. Referiert in Katharine Briggs: *A Dictionary of Fairies*, London 1976.
37. Tacitus: *Germania* (I, 31). Übersezt von Wilhelm Harendza, München 1980.
38. Zitiert und übersetzt nach Kaj Baago: *Samsara. Tekster til hinduismen*, Kopenhagen 1978.
39. Zitiert nach der *Flateyjarbók. En samling af norske konge-sagaer med indskudte mindre fortællinger om begivenheder i og undenfor Norge samt annaler*, hrsg. von G. Vigfússon und C. R. Unger, Christiania 1860.
40. Zitiert nach Wendy Cooper, siehe Literaturliste.
41. Zitiert nach H. R. E. Davidson: *Nordens guder og myter*, Kopenhagen 1978.
42. Zitiert nach Katharina Briggs: *A Dictionary of Fairies*, London 1976.
43. Tacitus: *Germania* (I, 19). Übersetzt von Wilhelm Harendza, München 1980.
44. Zitiert nach *Danmarks gamle folkeviser*, hrsg. von Svend Grundtvig IV, 126.
45. Ibid.
46. Troels-Lund: *Dagligt liv i Norden*, Bd. 5, Kopenhagen 1969.
47. Anette Warring: *Tyskepiger – under besættelse og retsopgør*, Kopenhagen 1994.
48. Marguerite Duras: *Hiroshima mon amour*. Übersetzt von Walter Maria Guggenheimer, Frankfurt a.M. 1961, S. 109–111.
49. Zitiert nach Charles Berg, siehe Literaturliste.
50. Zitiert nach James McAlexander & John W. Schouten, siehe Literaturliste.
51. Zitiert nach J. G. Frazer, siehe Literaturliste.
52. Ibid.

53. Zitiert nach Matts Bergmark: *Lægekunst, tro og overtro,* Kopenhagen 1968.
54. Lucius Apuleius, *Der Goldene Esel.* Übersetzt von Carl Fischer, München 1965.
55. Zitiert nach *Tristan et Iseult,* Livres de poche, 1972.
56. Hans Christian Andersens *Märchen.* Übersetzt von Sophus Bauditz, Leipzig 1960.
57. Zitiert nach *Danske folkeviser,* hrsg. von Ernst Frandsen, Kopenhagen 1924.
58. Zitiert nach Charles Berg, siehe Literaturliste.
59. Referiert in Havelock Ellis, siehe Literaturliste.
60. John Cleland: *Fanny Hill.* 1750.
61. Zitiert nach Charles Berg, siehe Literaturliste.
62. Eigil Nyborg: *Drømmenes vej til selvet,* Kopenhagen 1990.
63. Zitiert nach Patricia Garfield: *Creative Dreaming,* New York 1974.

# LITERATUR


Alexander, James Mc & John W. Schouten: Hair Style Changes as Transition Markers, in: *Sociology and Social Research*, Bd. 74 (1), 1989.

Basow, Susan A.: The Hairless Ideal. Women and Their Body Hair, in: *Psychology of Women Quarterly*, Bd. 15, 1991.

Berg, Charles: *The Unconscious Significance of Hair*, London 1951.

Brams, Annette & Kirsten Jensen, Thorkild Nielsen, Søren Pihl, Anders Toft: *Frisør*, Kopenhagen 1995.

Bächtold-Stäubli, Hanns & Eduard Hoffmann-Krayer: *Handwörterbuch des deutschen Aberglaubens*, Berlin 1987.

Chevalier, Jean & Alain Cheerbrant: *Dictionnaire des Symboles*, Paris 1982.

Cooper, Wendy: *Hair. Sex, Society, Symbolism*, New York 1971.

Corson, Richard: *Fashions in Hair. The First Five Thousand Years*, London 1966.

Dawber, Rodney & Arthur Rook: *Diseases of the Hair and Scalp*, Oxford 1991.

Ellis, Havelock: *Studies in the Psychology of Sex*, 1929.

Frazer, J. G.: *The Golden Bough. A Study in Magic and Religion*, London 1976.

Hallpike, C. R.: Social Hair, in: *Man*, Bd. 4, 1974.

Hershman, P.: Hair, Sex and Dirt, in: *Man*, Bd. 9, 1974.

Kaplan, Louise: *Madame Bovarys fristelser*, Kopenhagen 1992.

Leach, E. R.: Magical Hair, in: *The Journal of the Royal Anthropological Institute of Great Britain and Ireland*, Bd. 88, 1958.

Leod, W. H. Mc.: *The Sikhs. History, Religion and Society*. New York 1989.

Leod, W. H. Mc.: What is a Sikh?, Oxford 1992.

Liggett, Arline & John: *The Tyranny of Beauty*, London 1989.

Morgan, Elaine: *Der Mythos vom schwachen Geschlecht. Wie die Frauen wurden, was sie sind,* 1972.

Morgan, Elaine: *Der Preis der Entwicklung. Was der Körper über unsere Herkunft berichtet*, 1993.

Morris, Desmond: *Der nackte Affe*, 1967.

Obeyesekere, Gananath: *Medusa's Hair. An Essay on Personal Symbols amd Religious Experience*, Chicago 1981.

Ramskou, Thorkild: *Noget om hår og skæg*, Kopenhagen 1976.

Rom, Paul: Hair Style and Life Style, in: *Individual Psychologist*, Bd. 10, 1973.

Singh, Khushwant: *The Sikhs*, London 1953.

Synnott, Anthony: Shame and Glory. A Sociology of Hair, in: *The British Journal of Sociology*, Bd. 38 (3), 1987.

Warner, Marina: *From the Beast to the Blonde. On Fairy Tales and their Tellers*, London 1994.

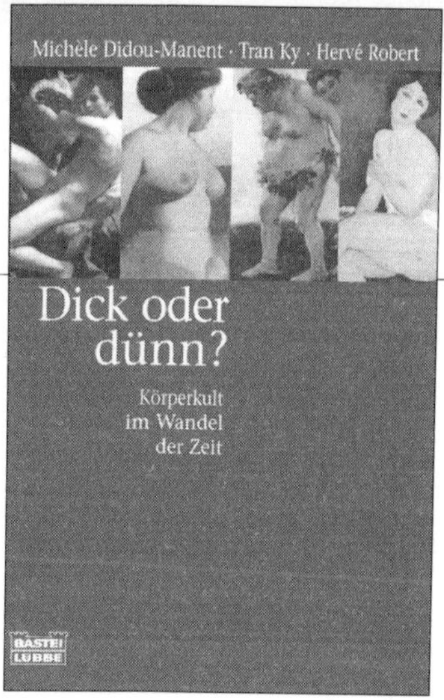
Michèle Didou-Manent · Tran Ky · Hervé Robert
Dick oder dünn?
Körperkult im Wandel der Zeit
BASTEI LÜBBE

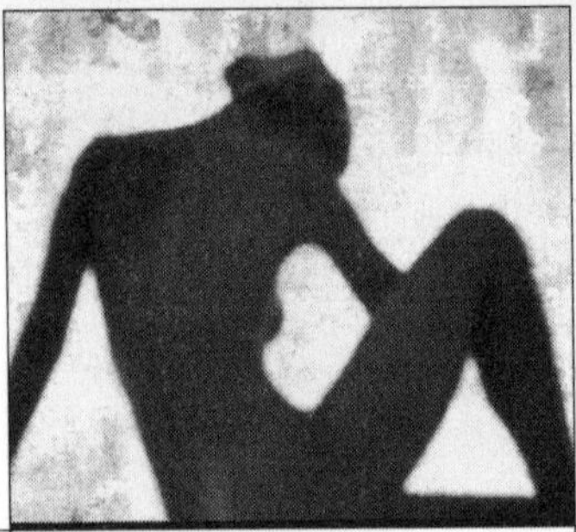

Paul Martin

# KÖRPER-BEWUSSTSEIN

Die moderne Medizin und das Zusammenspiel von Körper, Geist und Seele

Die Wechselwirkung von Psyche und Körper ist nicht nur alten Kulturen von jeher bekannt, auch die hohe Literatur bringt sie zum Ausdruck, und sogar die moderne Medizin am Anfang des 21. Jhs. erkennt mittlerweile an, dass die mentale Verfassung des Menschen massive Auswirkungen auf sein Denken, Verhalten und seinen Gesundheitszustand hat.
Paul Martin zitiert die faszinierendsten literarischen Beispiele, um seine wissenschaftliche Argumentation zu ergänzen. Eine außergewöhnliche, anschauliche und intelligente Vorgehensweise.
Er erklärt in bewundernswerter Klarheit die biologischen Verbindungen, die zwischen Psyche und Körper existieren; Verbindungen, die über Jahrtausende hinweg im Laufe der Evolution ausgebildet wurden; Verbindungen, die – wenn sie angegriffen oder gar ganz zerstört werden – die Ur-sache vieler Krankheiten sein können.
Die neuesten wissenschaftlichen Erkenntnisse zu dem alten Rätsel der Beziehung von Körper, Geist und Gesundheit – ein Meilenstein der Popular Science.

ISBN 3-404-60468-7

BASTEI LÜBBE

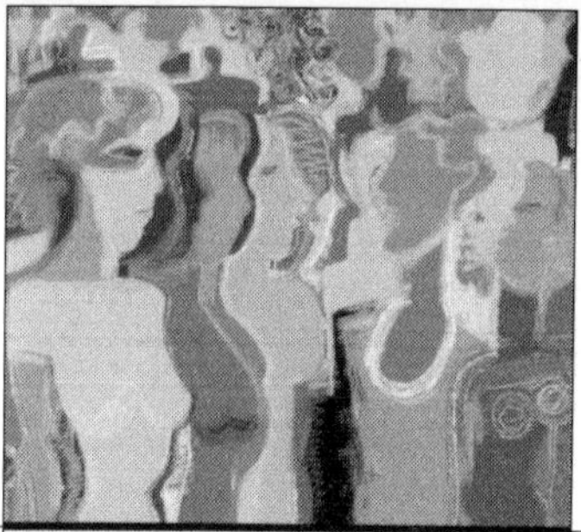

Robin Baker

# Krieg der Spermien

Weshalb wir lieben und leiden, uns verbinden, trennen und betrügen

»Am Anfang war der Seitensprung«, sagt Robin Baker und enthüllt die vielen geheimen Mittel und listigen Strategien, die unsere Körper im Laufe der Evolution herausgebildet haben, um sich – häufig gegen unseren bewussten Willen – erfolgreich fortzupflanzen. Er stellt auf unterhaltsame Weise die biologischen Grundlagen unseres Liebeslebens dar und zeigt, was beim Sex wirklich los ist. Ein schonungsloser Blick auf unser Sexualverhalten, der aufklärt, provoziert und amüsiert – *»... eine faszinierende Bettlektüre«* (Cosmopolitan).

*»Baker hat ein faszinierendes, unterhaltsames Buch geschrieben, das provoziert und aufklärt. Als ungewohnter Blick auf unser Sexualverhalten ist diese verblüffende Mischung aus Science und Fiction überaus empfehlenswert.«*

Die Welt

ISBN 3-404-60465-2

BASTEI LÜBBE

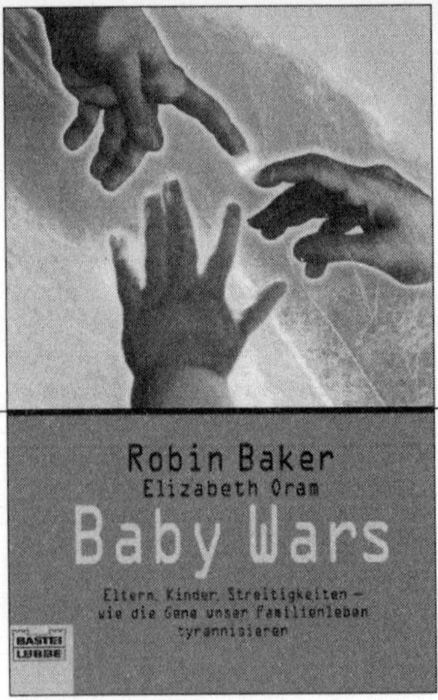


Der *Krieg der Spermien* geht weiter ...
Obwohl wir glauben, uns nach einem ruhigen, harmonischen Leben zu sehnen, sind kriegerische Kräfte in uns unerbittlich am Werk. Robin Baker und Elizabeth Oram erhellen provokativ und äußerst überzeugend die dunklen Seiten des Alltags, wie sie selbst in den glücklichsten Familien vorkommen.
Warum leiden Frauen während der Schwangerschaft an Übelkeit? Warum rivalisieren Geschwister ständig miteinander? Weshalb kann das Schreien eines Babys so unerträglich für uns sein? Weshalb gibt es überhaupt so viel Streit in der Familie?
*Baby Wars* deckt den tagtäglichen genetischen Wettkampf im Bereich des Familienlebens und der Elternschaft auf. Anhand einer Reihe so unterhaltsamer wie symptomatischer Alltagsszenen, die mit Hilfe der neuesten evolutionsbiologischen Erkenntnisse analysiert werden, zeigen die Autoren, was und warum Menschen etwas tatsächlich tun, nicht, was sie denken, sagen und fühlen.

ISBN 3-404-60487-3